XII 2006

A Alix,

Pour apaiser les inquiétudes
et renforcer l'espoir

« RÉPONSES »

Collection créée par Joëlle de Gravelaine,
dirigée par Sylvie Angel et Nathalie Le Breton

DU MÊME AUTEUR

LE TRAVAIL D'UNE VIE
Quand psychologie et spiritualité
donnent un sens à notre existence
Robert Laffont, 2001

VIVRE EN PAIX
Comment transformer la peur en amour
Robert Laffont, 2003

LA SOLUTION INTÉRIEURE
Vers une nouvelle médecine du corps et de l'esprit
Fayard, 2006

THIERRY JANSSEN

VIVRE LE CANCER DU SEIN… AUTREMENT

Un message d'espoir pour toutes les femmes

ROBERT LAFFONT

ISBN 2-221-10474-9

Au cours de mes consultations, j'ai rencontré de nombreuses femmes atteintes d'un cancer du sein. Leur courage fut pour moi une véritable leçon de vie. Ce livre leur est dédié.

Sommaire

FACE À SOI-MÊME

FACE AU FUTUR

Avertissement

Les idées exposées dans les pages qui suivent se fondent sur des faits scientifiquement démontrés et publiés dans la littérature médicale. Le lecteur qui souhaiterait compléter son information trouvera les références des sources utilisées dans les notes réunies à la fin de l'ouvrage.

Les cas cliniques évoqués sont issus de ma pratique ou de l'expérience d'autres praticiens. Les noms et les détails permettant d'identifier les personnes ont été changés. Leur histoire a souvent été abrégée afin d'en faciliter la compréhension.

FACE À LA MALADIE

« Une petite tumeur… »

Nelly a les mains froides, son cœur bat trop vite, ses jambes tremblent. Un frisson glacé lui parcourt le dos. « Vous avez une petite tumeur, lui dit le médecin. Mais rassurez-vous, cela se guérit très bien […], chirurgie, chimiothérapie, radiothérapie […]. » Est-ce bien d'elle que l'on parle ? Elle regarde les radiographies de son sein, affichées sur l'écran lumineux dans le fond du cabinet médical. « Il doit y avoir une erreur », pense-t-elle. Nelly ne comprend pas. Comme si la terre s'était ouverte sous ses pieds, brutalement elle vient de sombrer au fond d'un gouffre. Elle n'arrive plus à penser, les mots se brouillent dans sa tête, elle se sent oppressée.

L'annonce du diagnostic d'un cancer est un immense traumatisme. Que l'on s'y soit préparée au fil des mammographies de dépistage, des échographies et des biopsies ou que celui-ci surgisse comme un coup de tonnerre dans un ciel serein, c'est toujours la stupeur, l'incompréhension et l'angoisse. Dans l'instant, le cerveau déclenche une intense réaction d'alerte : le système nerveux sympathique stimule les glandes surrénales, de l'adrénaline est produite en grande quantité, le rythme cardiaque s'accélère, la respiration s'amplifie, les vaisseaux sanguins de la périphérie se ferment, le sang est redistribué vers les muscles, la sécrétion salivaire se réduit, la température monte et toute l'énergie du corps est mobilisée, comme s'il fallait se préparer à fuir ou à combattre. Le stress est maximal. Car « cancer » signifie « danger » dans l'inconscient de chacun d'entre nous. Et pour cause : cette maladie nous rappelle que notre vie peut s'interrompre. Elle nous oblige à penser au fait que nous sommes mortels. Or, depuis le premier jour de notre existence, c'est précisément ce que nous cherchons à oublier.

« C'est une maladie fréquente, de plus en plus fréquente, explique le médecin à Nelly. En France, 42 000 nouveaux cas sont diagnostiqués chaque année. En Europe, au Canada, aux États-Unis, dans la plupart des pays industrialisés – à l'exception du Japon –, une femme sur dix risque de développer un cancer du sein. Ces chiffres sont inquiétants, mais, heureusement, grâce au diagnostic précoce et aux progrès des traitements, près de 80 % des patientes survivent[1] * ! »

Vue sous cet angle, la maladie fait déjà moins peur. Mais Nelly a beau se raisonner, l'idée d'avoir à subir une intervention chirurgicale, peut-être l'ablation de toute la glande mammaire, une chimiothérapie et une radiothérapie, la terrifie. Elle inspire profondément, les tensions de son corps se relâchent, un peu. « Une chose est certaine, se dit-elle, si le cancer peut tuer, pour le moment, je suis en vie. » Vivre !

---

* Les notes sont rassemblées par chapitre en fin d'ouvrage.

C'est exactement ce qu'elle va devoir faire. Ne pas se laisser polluer par de sombres pensées, ne pas imaginer le pire car celui-ci n'arrivera peut-être jamais. Vivre pleinement cette « expérience » de la maladie. C'est probablement la meilleure façon de comprendre et de ressentir ce que signifie réellement « être vivante ». Plus que jamais, il faut qu'elle mette de la vie dans son existence. C'est sans doute le meilleur moyen de ne pas laisser la place à cette tumeur qui poursuit, elle aussi, une logique de vie.

Des cellules trop vivantes

Le paradoxe est immense : véritable menace de mort, le cancer est une maladie extrêmement vivante. Un jour, une des cinquante mille milliards de cellules qui constituent le corps humain échappe subitement au cycle régulier de la vie et de la mort. Elle ne participe plus au fonctionnement harmonieux de l'organisme. Elle décide de n'en faire qu'à sa tête et elle commence à se multiplier d'une manière accélérée. Lorsque l'on sait que le temps de dédoublement d'une cellule cancéreuse du sein est estimé à environ cinquante-six jours chez la femme non ménopausée et à soixante-neuf jours chez la femme ménopausée, on a vite fait de calculer : après un an, 1 cellule malade en produit 16 ; après deux ans, 256 ; et après trois ans, 4 000. Ainsi la croissance de la tumeur est exponentielle et, après huit années d'évolution, la masse critique d'un milliard de cellules cancéreuses est atteinte. Le volume de la tumeur est alors de 1 cm^3, son diamètre mesure 1 cm. Elle devient « médicalement détectable[2] ».

« Je ne comprends pas, dit Nelly. Sept mois plus tôt, un contrôle gynécologique n'avait rien révélé d'anormal. Et, à présent, on me parle d'une tumeur de 1,5 cm. » Le questionnement de Nelly est bien légitime. Néanmoins, compte tenu de la croissance exponentielle des tumeurs, il apparaît que la masse des cellules cancéreuses, non encore détectable au cours de la septième année d'évolution, le devient subitement au cours de la huitième année, une fois le seuil critique du milliard de cellules atteint. Cela justifie la nécessité d'un dépistage régulier. Car, plus la tumeur est petite au moment du diagnostic, plus il est facile d'obtenir la guérison complète de la maladie.

En deçà de 1 000 cellules, c'est-à-dire au cours des deux premières années qui suivent la transformation maligne, les cellules cancéreuses sont souvent éliminées par les défenses immunitaires de l'organisme. En particulier par les « cellules tueuses NK » (*natural killer cells*). Celles-ci circulent en permanence dans tous les recoins du corps à la recherche des cellules anormales – cellules infectées par des virus ou cellules cancéreuses – et les détruisent en les aspergeant de substances toxiques. Les cellules NK sont donc essentielles pour empêcher la croissance des tumeurs cancéreuses. Elles s'opposent à la propagation de la maladie. Et, détail tout à fait remarquable, les récentes découvertes de la psycho-neuro-immunologie ont montré que le nombre et l'efficacité de ces cellules dépendent étroitement de la capacité de chacun de générer des pensées et des émotions positives ! Plusieurs études indiquent que le stress ou la dépression diminuent la qualité des défenses immunitaires tandis que la détente et l'optimisme les renforcent[3].

Ainsi, en plus des moyens médicaux conventionnels – chirurgie, radiothérapie et chimiothérapie – destinés à éradiquer la tumeur et les éventuelles cellules cancéreuses qui se seraient échappées à distance du sein, chaque femme atteinte d'un cancer mammaire peut agir d'une manière bénéfique sur l'évolution de sa maladie. Simplement en évitant les stress et en cultivant une psychologie positive. « C'est plutôt rassurant », commente Nelly. S'en rendre compte est très important. Car, face à la vitalité des cellules cancéreuses, tous les moyens seront bienvenus pour éviter leur dissémination dans les vaisseaux lymphatiques et les ganglions ou, *via* la circulation sanguine, jusqu'aux autres organes du corps.

Trouver le coupable

« Je n'ai jamais été malade, il n'y a pas d'antécédent de cancer dans ma famille, j'ai toujours mené une vie parfaitement saine », s'étonne Nelly.

Après le choc de l'annonce du cancer vient le temps des questions. Le diagnostic de la maladie inaugure une période de doute et d'incertitude. Et pour cause : la stabilité fait place au chaos. Les repères sont dérangés, bousculés. L'impression de pouvoir contrôler sa vie disparaît. Un sentiment d'impuissance génère inquiétude et angoisse. La dépression menace. Dans ce contexte, il paraît urgent de comprendre pourquoi et comment la maladie a pu se développer. « Lorsque le médecin m'a dit que j'avais une tumeur cancéreuse dans mon sein, c'était comme si j'avais été précipitée dans la tourmente d'une mer déchaînée, raconte Louise, un professeur d'anglais de trente-quatre ans. Par la suite, lentement, progressivement, en m'informant à propos de cette maladie, j'ai pu construire une sorte de plateforme plus stable, un bateau qui m'a permis de traverser la tempête. » Connaître la ou les causes de sa maladie permet de se désigner un ennemi, de mobiliser ses ressources et d'organiser sa défense.

C'est la première étape de tout processus de guérison. « On a alors de bonnes raisons de se battre et on sait mieux comment s'y prendre ! » ajoute Louise.

Malheureusement, dans le cas du cancer, en général, et du cancer du sein, en particulier, il est très difficile d'identifier un coupable avec certitude. Une multitude de causes ont été incriminées. Certaines en rapport avec un traumatisme – l'allaitement, un coup sur la poitrine, le port de corsets ou de soutiens-gorge trop serrés –, d'autres en relation avec un jugement moral – une conduite adultère ou une mauvaise vie – sont autant d'idées reçues qui ne reposent sur aucun fondement. De nos jours, on sait qu'une cellule se cancérise parce que son programme génétique – c'est-à-dire l'ADN de ses chromosomes – a subi des modifications qui perturbent la multiplication cellulaire. De nombreuses études scientifiques montrent que le tabac, l'alcool, certaines substances chimiques, des radiations ionisantes ou des virus peuvent être cancérigènes soit directement en endommageant les chromosomes, soit indirectement en interférant avec les mécanismes réparateurs de l'ADN.

Dans le cas du cancer du sein, il apparaît très nettement que le mode de vie occidental accroît le risque de développer la maladie. Ainsi, le taux des cancers du sein est cinq à sept fois plus élevé aux États-Unis qu'en Asie ou en Afrique[4]. Mais lorsque des femmes japonaises émigrent aux États-Unis, leur risque de développer la maladie finit par rattraper celui des femmes américaines. Sans doute parce que le manque d'activité physique et une alimentation riche en graisse augmentent leur taux d'hormones œstrogènes dans le sang. Les œstrogènes semblent, en effet, jouer un rôle central dans la genèse de nombreux cancers mammaires. Cela explique probablement pourquoi la prise de pilules contraceptives fortement dosées en œstrogènes se révèle dangereuse, particulièrement si elle a débuté avant l'âge de dix-huit ans[5]. De la même manière, une première grossesse tardive, l'absence de grossesse, une puberté précoce ou une ménopause tardive, qui accroît le temps d'exposition aux œstrogènes, et l'obésité, qui en augmente la production, sont considérés comme des facteurs de risque de la maladie. La consommation d'alcool et l'exposition à de nombreuses substances toxiques de l'environnement pourraient également être impliquées. Et, dans 5 à 10 % des cas, des prédispositions génétiques faciliteraient la cancérisation. Ainsi, le fait d'avoir une mère ou une sœur atteinte d'un cancer du sein multiplierait par deux ou trois le risque de souffrir un jour du même problème[6].

Néanmoins, dans l'immense majorité des cas, il est impossible d'incriminer une cause en particulier. Comme tous les cancers, le cancer du sein est une maladie multifactorielle. C'est la réunion de différentes causes qui finit par créer le déséquilibre à l'origine du processus de la cancérisation.

Une origine psychologique ?

« Je le savais. Depuis la mort de mon fils, je sentais que quelque chose était en train de se passer dans mon corps, explique Christina, une cancérologue à qui on vient d'apprendre qu'elle a un cancer du sein. Dans pareilles circonstances, certaines femmes auraient perdu leurs cheveux, d'autres auraient eu un arrêt brutal de leurs règles suite aux perturbations hormonales provoquées par le stress et la dépression. Moi j'ai fabriqué un cancer. Je l'ai compris rien qu'en regardant mes yeux dans le miroir. »

De nos jours, en Occident, beaucoup de gens rattachent l'apparition de leur cancer à un événement précis survenu peu de temps avant le diagnostic de la maladie. Compte tenu de ce que nous connaissons à propos de la croissance exponentielle des tumeurs malignes, la « fabrication » aussi rapide d'un cancer paraît peu probable. Néanmoins, certains chercheurs remettent en cause la théorie habituelle qui postule la croissance du cancer à partir d'une seule cellule anormale. Pour eux, la maladie se déclencherait au sein d'un petit groupe de plusieurs cellules. Par conséquent, il ne faudrait peut-être pas attendre huit années pour qu'une tumeur atteigne le volume critique de 1 cm^3.

Une enquête australienne a montré que 40 % des femmes atteintes d'un cancer du sein avaient la conviction que leur maladie provenait d'un stress[7]. La perte d'un être cher, une déconvenue professionnelle ou une colère non exprimée : chaque fois, le choc émotionnel et la tension psychologique sont clairement identifiés. Pourtant, à part quelques rares études semblant confirmer ces liens[8], la majorité des enquêtes effectuées auprès des femmes atteintes d'un cancer du sein concluent que, d'un point de vue rigoureusement scientifique, la preuve d'une relation entre un stress particulier et le cancer n'existe pas[9].

Souvent, aussi, les patientes sont convaincues d'avoir « fabriqué » leur cancer « en se rongeant de l'intérieur ». Certaines se plaignent d'une insatisfaction chronique par rapport à leur situation familiale, leur vie sentimentale ou leur activité professionnelle. D'autres font état d'épisodes dépressifs récidivants depuis de nombreuses années. Parfois, la baisse du moral est plus récente. « Depuis quelques mois, je ressentais un manque de désir pour la vie », constate Léa, une jeune femme qui vient d'apprendre le diagnostic de sa maladie. Ce genre de témoignage explique peut-être pourquoi, au deuxième siècle de notre ère, déjà, le médecin grec Galien affirmait que les femmes mélancoliques développaient davantage de tumeurs du sein[10]. Néanmoins, ici aussi, aucune étude épidémiologique sérieuse n'a permis de confirmer un lien direct entre la dépression et le cancer[11]. De plus, les réactions immunitaires et inflammatoires provoquées par la tumeur libèrent des substances dont l'action au niveau du cerveau pourrait modifier l'humeur et le comportement. Dès lors, certains symptômes dépressifs apparus peu de temps avant la découverte du cancer ne seraient pas une cause mais plutôt une conséquence de la maladie.

Cependant, le débat à propos de l'origine psychologique du cancer n'est pas clos. Et pour cause : des études récentes montrent que le stress et la dépression compromettent la réparation des chromosomes et accélèrent le vieillissement des cellules[12]. Ainsi, par exemple, chez des femmes stressées de manière chronique, on a mis en évidence un raccourcissement des télomères – une sorte de capuchon protégeant l'extrémité des chromosomes – comparable à celui que l'on observe généralement chez des personnes qui ont dix ans de plus[13]. On peut donc imaginer que des facteurs psychologiques entraînent une accumulation d'erreurs et de lésions au niveau de l'ADN. Les cellules prématurément vieillies deviendraient alors plus sensibles à différents agents cancérigènes et, dans le contexte de la diminution des cellules immunitaires NK due au stress ou à la dépression, les cellules malignes pourraient proliférer d'une manière incontrôlée[14]. Ce n'est qu'une hypothèse. Mais, face à l'augmentation du nombre des cancers, elle mériterait d'être explorée sérieusement. Seules des études prospectives permettraient de démontrer l'éventuelle participation de causes psychologiques au processus multifactoriel de la cancérisation. Celles-ci devraient être menées sur un grand nombre d'individus, pendant plusieurs dizaines d'années, en effectuant des dosages biologiques et une évaluation précise du degré de stress ou de dépression. De plus, elles devraient distinguer les effets directs et les effets indirects du stress et de la dépression sur le cancer car les changements des habitudes alimentaires, alcooliques ou tabagiques, qui découlent des problèmes psychologiques peuvent aussi favoriser la naissance de la maladie. Le problème est donc très complexe et il faudra encore du temps pour l'élucider.

Quoi qu'il en soit, un fait semble certain : le stress psychologique peut accélérer l'évolution d'un groupe de cellules *déjà* cancérisées. Ainsi, par exemple, on sait que des émotions négatives comme la peur, l'anxiété et la tristesse diminuent l'activité des cellules immunitaires NK[15]. Et des études réalisées sur des animaux ont démontré l'influence délétère du stress sur les tumeurs malignes. En effet, des rats porteurs d'un cancer et soumis à des chocs électriques auxquels ils ne peuvent pas échapper connaissent une baisse de leur immunité et une évolution fulgurante de la maladie[16]. Et chez des souris auxquelles on transplante des cellules malignes avant de les stresser par des rotations de leur cage, on observe une corrélation étroite entre le nombre de tours de la cage et la croissance de leur tumeur[17].

Des femmes dévorées

Le fait d'établir un lien entre un état psychologique et l'apparition d'un cancer répond sans doute, en partie du moins, au besoin spécifiquement humain de donner un sens aux événements de l'existence. Bon nombre des souffrances émotionnelles sur lesquelles les patientes focalisent n'ont peut-être rien à voir avec leur maladie. Un sorcier africain évoquerait probablement l'esprit d'un ancêtre courroucé ou le mauvais sort jeté par un ennemi pour expliquer l'apparition d'une tumeur maligne. Dans notre culture scientifique, nous parlons plus volontiers de virus, de substances toxiques ou de radiations cancérigènes. Et, à l'heure où la société occidentale cherche à guérir ses souffrances en analysant sa psychologie (merci monsieur Freud), il n'est pas étonnant d'assister à une sorte de psychologisme du cancer. « Nous vivons sous la dictature du "tout psychologique" », me disait un confrère agacé par cette tendance.

« L'annonce d'un cancer provoque souvent une prise de conscience aiguë à propos de la valeur de la vie et de sa finitude », commente Christina, la cancérologue, aujourd'hui guérie de sa tumeur du sein. Il n'est donc pas étonnant que de nombreuses femmes atteintes de cette maladie tentent de mettre de l'ordre dans leur existence. Elles veulent régler de vieux conflits émotionnels, elles souhaitent trouver des solutions aux problèmes qui les empêchent de vivre pleinement. « Car le fait de se savoir mortelle relativise les soi-disant difficultés de la vie, explique Léa, qui était dépressive avant sa maladie. Il paraît absurde de se battre pour guérir si c'est pour continuer à vivre comme avant, avec les mêmes chagrins et les mêmes angoisses. Avant de tomber malade, je survivais. Pendant mon traitement, j'ai eu l'impression de mourir. Après, j'ai découvert ce que vivre signifiait réellement ! » Peu importe donc que les frustrations et les tensions psychologiques soient ou ne soient pas à l'origine des tumeurs du sein. Ce qui compte c'est de guérir son cancer *et* sa vie. « Car la vie est belle et on oublie trop souvent qu'elle ne durera pas toujours », ajoute Léa.

Au cours de mes consultations, la plupart des femmes atteintes d'un cancer du sein expriment un mal-être qu'elles identifient comme une cause possible de leur maladie. Bien entendu, les femmes ayant cette maladie ne désirent pas toutes réfléchir au sens de leur vie et elles ne remettent pas toutes en cause la qualité de leur existence. De plus, le fait que je sois à la fois médecin et psychothérapeute sélectionne probablement un type particulier de patientes. Néanmoins, je suis interpellé par la récurrence des thèmes abordés par les femmes que je rencontre : oubli de soi, sentiment de porter les autres, habitude de se sacrifier, impression de devoir jouer tous les rôles en même temps, celui de la compagne disponible, de l'épouse attentive, de l'amante enthousiaste, de la mère dévouée, de la fille compréhensive (lorsque les parents sont encore en vie), de la ménagère irréprochable et de l'employée performante ou de l'entrepreneuse dynamique : « L'exigence de performance est surhumaine », commente Christina.

« Je n'ai jamais eu droit à l'erreur. Ou plutôt, je ne me suis jamais permis le moindre faux pas », explique Nelly au cours d'une séance de thérapie de groupe à laquelle participent une dizaine de femmes récemment opérées. « Je me suis toujours sentie coupable, j'avais le sentiment d'avoir failli à mon devoir, ce n'était jamais assez..., ce n'était jamais assez bien ! » ajoute Louise, la professeur d'anglais. « J'étais littéralement dévorée par le monde extérieur. J'avais peur de décevoir. Je redoutais d'être rejetée, de ne pas être aimée », constate Catherine qui présente une tumeur dans chacun des deux seins. De toute évidence, beaucoup de femmes ayant un cancer du sein ont vécu en s'imposant une grande pression. « Et une insatisfaction quasi permanente, avoue Louise. Car, à force de jouer la "wonderwoman" dans la vie privée et publique, à force de vouloir être une "number one" affective et professionnelle, il y a toujours un moment où le prix à payer est trop élevé, le renoncement à soi-même trop important et le déchirement intérieur trop douloureux. »

L'histoire de certaines femmes atteintes d'un cancer du sein illustre parfaitement le « drame de la mère nourricière ». Ainsi, par exemple, Élisabeth, chef d'entreprise, mère de trois fils et épouse d'un homme peu ambitieux. « J'ai toujours tout géré, dit-elle. Ma vie a été un combat permanent. Contre les autres, pour imposer mes idées, gagner des parts de marché, obtenir la reconnaissance de mes pairs… et de mon père ! Contre moi-même, aussi, car j'ai connu la culpabilité d'abandonner mes enfants pour partir en voyage d'affaires, j'ai éprouvé la tristesse de ne jamais pouvoir partager les vacances d'été avec mes fils, j'ai vécu la frustration d'avoir trop peu de temps pour jouer du piano, lire des livres ou, tout simplement, respirer le parfum des roses de mon jardin. » Un an et demi avant le diagnostic de son cancer, Élisabeth avait dû déposer le bilan de son entreprise. Cette faillite provoqua chez elle un grand stress et une immense déception. À la même époque, son frère connut des déboires financiers. Comme à son habitude, Élisabeth dépensa le peu d'énergie qui lui restait pour l'aider. « Mon père n'aurait pas compris que j'agisse autrement, justifie-t-elle. C'était mon rôle. La seule manière de mériter ma place au sein de ma famille. » Progressivement, au cours de son travail psychologique, Élisabeth s'est rendu compte que, dans sa famille, le scénario se répétait, immuablement, depuis au moins trois générations. La loi de son clan était sans équivoque : les femmes se sacrifient pour les hommes, les enfants s'oublient pour leurs parents. « Je finirai par croire que je n'avais pas d'autre choix que celui de tomber malade pour que l'on s'intéresse à moi autrement que comme une mère nourricière », conclut-elle.

Nourrir les autres. C'est ce que Sandrine a toujours fait, elle aussi. Infirmière dans un service de gériatrie, elle passait ses journées à materner les patients.

Mère de famille, elle angoissait à l'idée que ses deux enfants puissent manquer de quelque chose. Elle regrettait de ne pas pouvoir leur consacrer plus de temps et, tous les matins, elle avait le cœur déchiré lorsqu'elle les confiait à leur gardienne. Elle n'avait pourtant pas d'autre solution. Il fallait qu'elle travaille. Michel – son mari – comptait sur elle. Bonne épouse, elle était avant tout une bonne mère pour lui. Et, comme une mère ne couche pas avec son fils, il y avait bien longtemps qu'elle n'avait plus de vie sexuelle. « Je n'ai jamais existé pour moi », dit-elle en posant une main sur son sein opéré quelques jours auparavant. À force de se comporter comme la mère de tous, Sandrine finit par connaître l'épuisement. Un thérapeute lui expliqua que sa maladie était la conséquence de sa volonté de donner toujours plus. D'après lui, lorsque l'on ne sait plus comment faire pour nourrir les autres, lorsque le stress devient trop important, le corps exprime son mal-être de manière symbolique en créant une tumeur dans le sein, comme s'il cherchait à augmenter la masse de tissu mammaire pour produire davantage de nourriture. « À présent que je suis malade, je ne peux plus nourrir les autres. Au contraire, c'est eux qui doivent s'occuper de moi. Mon sein a été amputé, je n'ai plus rien à donner », déclare Sandrine, l'air presque réjoui.

Sandrine aurait-elle réellement développé un cancer pour sortir de l'impasse dans laquelle sa vie était engagée ? C'est ce que prétendent certains thérapeutes inspirés par le médecin allemand Ryke Geerd Hamer pour qui la maladie est le résultat de conflits psychologiques enracinés dans l'histoire familiale ou personnelle du patient[18]. Convaincu que toute manifestation corporelle répond à une logique symbolique précise, Hamer et ses disciples prétendent que le cancer du sein est dû à des difficultés avec le conjoint, un enfant, la famille, un projet, un travail, une institution ou, plus largement, la société[19]. Force est de constater que si l'on interroge les patientes dans ce sens, il n'est pas rare de trouver l'une des corrélations symboliques avancées par Hamer. Ainsi, par exemple, Vinciane a découvert son cancer du sein cinq mois après avoir surpris son mari en train de la tromper avec sa meilleure amie ; Valérie : six mois après s'être beaucoup inquiétée pour son fils qui consommait de la drogue ; et Véronique : dans l'année qui a suivi la mort de son père et la perte de son emploi. Néanmoins, nous l'avons vu, si l'on se réfère à la théorie de l'origine des cancers à partir d'une seule cellule anormale, il paraît difficilement imaginable qu'une tumeur maligne se déclare si peu de temps avant sa découverte. Et, même si un stress peut entraîner des lésions au niveau de l'ADN ou accélérer la progression de la maladie, on sait que le cancer est une pathologie d'origine multifactorielle. Il est donc peu probable qu'un conflit psychologique puisse être seul en cause dans l'apparition du cancer du sein. En revanche, il semble évident que toutes les femmes, malades ou pas, ont une vie jalonnée de problèmes conjugaux, maternels ou professionnels. On peut donc penser que, dans une société où il est impératif de cacher ses états d'âme pour n'afficher que des qualités et des performances, le fait de souffrir dans son corps constitue pour de nombreuses femmes atteintes d'un cancer du sein (ou d'une autre maladie) l'occasion d'*enfin* pouvoir exprimer leur souffrance émotionnelle. « Il a fallu que je sois malade pour que je m'autorise à laisser tomber le masque de perfection que je portais. J'ai commencé à dire qui j'étais vraiment », se souvient Nelly. Cela ne veut pas dire pour autant qu'il existe un lien précis et symbolique de cause à effet entre les difficultés psychologiques qui ont été occultées et l'organe où apparaît la maladie. Cela ne signifie pas non plus que ce lien n'existe pas. Pour en prouver l'existence, il faudrait, ici aussi, disposer d'études prospectives menées sur un grand nombre de personnes, durant de nombreuses années. Si de telles études étaient réalisées et si elles démontraient la réalité de la symbolique corporelle, c'est toute notre conception de la maladie et, en particulier du cancer, qui serait à revoir.

En attendant, on ne saurait trop recommander la prudence dans le recours aux théories de la symbolique corporelle. Certes, l'idée qu'elles soutiennent est séduisante. Elle n'est d'ailleurs pas nouvelle puisqu'on la retrouve dans les livres sacrés des grandes traditions culturelles de l'humanité, notamment en Chine et en Inde. Parfois, le fait d'attirer l'attention sur une éventuelle signification émotionnelle des souffrances du corps peut aider certaines personnes à mettre des mots sur ce qu'elles ressentent. Cependant, cette manière de procéder n'est pas sans danger. En effet, plaquer une explication toute faite sur un symptôme peut empêcher le malade de conscientiser et d'exprimer une souffrance plus profonde. Ainsi, il m'est arrivé de rencontrer des patientes atteintes d'un cancer du sein qui, sans s'en rendre compte, sélectionnaient dans leur histoire personnelle les événements qui concordaient avec l'explication symbolique proposée par leur thérapeute. Elles réinventaient donc leur vie pour correspondre à la théorie. C'est dommage car un être humain, quel qu'il soit, est plus vaste qu'une théorie.

De plus, certaines patientes croient qu'il suffit de comprendre les conflits émotionnels sous-jacents à leur maladie pour que la guérison de celle-ci soit assurée. Certains thérapeutes n'hésitent d'ailleurs pas à tenir ce genre de promesses. Aveuglés par leurs croyances, ils tiennent des discours qui alimentent le fantasme d'exercer une toute-puissance sur la maladie et, de manière indirecte, ils culpabilisent certaines patientes qui ne parviennent pas à se guérir émotionnellement et psychologiquement. « Il faut absolument que je comprenne pourquoi je suis tombée malade, me dit, un jour, l'une d'elles. Il faut que je règle mes problèmes psychologiques. Sinon, je ne guérirai pas ! » Hélas, ce genre de croyance ne fait qu'augmenter le stress des patientes et, nous l'avons vu, cela n'est certainement pas bénéfique pour la guérison de leur cancer.

« Vous ne pouvez nier qu'il existe des cas où la guérison se produit de manière spectaculaire et inattendue », me dit une patiente qui, persuadée de pouvoir se guérir par la seule compréhension de ses problèmes émotionnels, refusait de recourir aux traitements proposés par la médecine conventionnelle. Certes, de pareils cas ont été observés et publiés dans la littérature scientifique[20]. Il paraît donc possible que, dans certaines conditions, des facteurs psychologiques – par exemple, un effet de suggestion ou une conviction profonde – parviennent à mobiliser les mécanismes d'autoguérison du corps. Cependant, on comprend encore mal comment ces « miracles » peuvent survenir, et il serait dangereux de ne compter que sur de bonnes paroles pour guérir une maladie aussi évolutive que le cancer.

La rage de vivre

« C'est injuste, pense Nelly en écoutant le médecin lui expliquer l'origine multifactorielle de son cancer du sein. Pourquoi est-ce que cela m'arrive à moi qui ne bois pas et ne fume pas ? se demande-t-elle. Comment aurais-je pu éviter toutes les saloperies que l'on nous balance dans les aliments ou les cosmétiques ? C'est la faute à la bande d'apprentis sorciers qui nous dirige. Comment aurais-je pu savoir que la contraception hormonale n'était pas sans risque ? On vit dans une société pourrie. À force de vouloir exercer une emprise sur tout, on ne contrôle plus rien. Et si, en plus, les émotions entrent en jeu, alors ce cancer c'est la faute de ma mère qui a toujours voulu que je sois la première dans tout. Si seulement j'avais su, j'aurais essayé de vivre plus détendue. Je ne me serais pas laissé exploiter par mon patron. Je n'aurais pas accepté non plus que mon mari change de boulot et nous oblige à déménager dans une ville que je n'aime pas. Je me serais fait moins de soucis pour ma fille, même si elle me rend folle en se comportant comme la dernière des cancres à l'école. Ce cancer je leur dois à eux aussi. À moins que ce soit moi la coupable. J'aurais dû comprendre plus tôt. Quelle idiote j'ai pu être ! Et maintenant, il est trop tard ! »

La colère est une émotion très ancienne et essentielle. Nous la partageons avec de nombreux animaux et elle se manifestait déjà en nous lorsque, bébé, nous braillions au fond de notre berceau. Elle surgit chaque fois que nous nous sentons menacés. Tel un signal d'alerte, elle nous incite à nous défendre face au danger. Il faut alors que nous puissions agir sinon, comme les rats soumis à des décharges électriques que l'on empêche de mordre un morceau de bois ou d'actionner un levier libérateur, nous connaissons un stress trop intense qui, à la longue, compromet nos défenses immunitaires et met notre santé en péril.

La colère exprimée par Nelly est donc bien normale. S'entendre dire que l'on est porteuse d'un amas de cellules folles, indisciplinées et susceptibles de se répandre dans l'ensemble du corps, réveille la première de toutes les craintes : la peur de l'anéantissement. Malheureusement, comme la plupart des êtres humains, Nelly confond colère et agressivité. Elle blâme, elle accuse, elle s'en prend à ceux qu'elle juge coupables du danger qu'elle doit affronter. « Lorsque j'ai compris que j'avais un cancer, explique-t-elle, j'ai eu envie de hurler. Mais je ne pouvais pas. J'étais révoltée, j'aurais pu tuer ! » Comme Nelly, nous éprouvons parfois cette envie d'agression. Mais nous ne nous le permettons pas car nous avons appris à vivre en société et nous savons qu'il nous faut respecter certaines règles de conduite. Alors, nous avons tendance à ravaler notre salive, nous serrons les dents et nous fermons les poings. Nous contenons l'immense énergie de notre rage, quitte à la retourner contre nous-mêmes. Nous ne pouvons donc pas relâcher notre tension, notre corps demeure en état d'alerte, l'adrénaline coule à flots dans nos artères, notre tension artérielle reste élevée, nos défenses immunitaires s'activent et, à la longue, elles finissent par s'épuiser. L'agression que nous nous sommes interdite envers autrui se retourne contre nous-mêmes. « Ce faisant, je continuais à m'oublier, je m'empêchais de m'affirmer. Je me taisais. Pourtant je me sentais terriblement frustrée, insatisfaite, incomprise. J'étais déprimée », explique Léa.

« Lorsque le médecin m'a dit qu'il allait m'opérer la semaine suivante, je n'ai rien dit, avoue Nelly. Pourtant, je ne voulais pas. J'avais promis à ma fille d'organiser une grande fête pour ses dix-huit ans, je n'avais pas envie de tout annuler. Je maudissais le médecin et, en même temps, j'avais peur de m'opposer à sa décision. J'ai donc quitté son bureau, fâchée et démoralisée. Le lendemain, en me réveillant, je me suis rendu compte que je me positionnais en victime. J'ai senti que ce n'était pas bon pour moi. Comment imaginer pouvoir combattre une maladie comme le cancer si, dès le commencement du traitement, on courbe l'échine ? Plutôt que de rester en colère contre mon chirurgien ou, au contraire, garder ma rage en moi, j'ai décidé d'appeler l'hôpital pour changer la date de mon hospitalisation. J'ai compris que je pouvais utiliser la formidable énergie de la colère pour m'affirmer. J'ai donc organisé la fête d'anniversaire pour ma fille. Je sens à présent une immense force en moi. Je n'hésite plus à dire ce que je ressens. J'ai appris à exprimer mes besoins. Je suis certaine que cela m'a aidée à guérir ! »

Plusieurs études scientifiques, notamment réalisées chez des patients atteints du sida, ont montré que Nelly ne se trompait pas en affirmant sa vérité. Ainsi, par exemple, des patients homosexuels infectés par le virus du sida évoluaient moins bien s'ils avaient honte de leur identité sexuelle[21]. Affirmer sa vérité permet d'obtenir ce que l'on espère. La frustration disparaît, le stress se dissipe et les défenses immunitaires de l'organisme fonctionnent mieux. Il est donc essentiel pour les patientes atteintes d'un cancer du sein d'entrer en contact avec leur colère et de l'exprimer sainement en faisant connaître leurs limites et leurs besoins. « C'est ainsi que j'ai appris à utiliser ma rage de vivre », nous dit Léa.

« La maladie et, surtout, son traitement m'ont obligée à m'accepter telle que j'étais, avec mes faiblesses, mes limites et mes besoins, ajoute Sandrine, l'infirmière du service de gériatrie. Avant je n'étais pas reliée à moi-même, je n'avais pas conscience de qui j'étais réellement. Toute mon énergie était consacrée à “nourrir” mon environnement. C'était ma façon de contrôler le monde. À présent, j'ose demander. Et je suis capable de refuser. J'ai appris à définir mes limites et à les faire connaître aux autres. Je ne suis plus une victime. » À une amie qui s'étonnait de ce changement d'attitude, Sandrine expliqua que cette manière d'être lui avait permis de trouver la force de traverser l'épreuve de sa maladie. « Je me suis comportée en créatrice de mon destin. Je n'avais plus l'intention de subir la volonté des autres. Et encore moins celle de cette maudite tumeur. J'ai senti que j'avais du pouvoir et je l'ai utilisé pour guérir mon corps et mon esprit. Je crois que cela m'a permis de guérir ma vie, tout simplement. »

Le pouvoir dont parle Sandrine, Christina, la cancérologue, l'a utilisé pour assumer ce qu'elle appelle sa « responsabilité » face aux événements. Consciente que les pensées et les émotions positives stimulent le système immunitaire et mobilisent les mécanismes réparateurs du corps, elle a décidé d'accepter positivement son traitement. « Pourtant, mieux que n'importe qui, je savais à quoi m'attendre. Et, il est vrai que ce n'est pas tous les jours une partie de plaisir. Cependant, tout est une question de point de vue : soit je subissais la chirurgie, la radiothérapie et la chimiothérapie ; soit je décidais de recourir à ces traitements d'une manière enthousiaste et motivée. J'avais le choix entre le statut de la victime révoltée ou celui de l'actrice qui accepte de jouer le plus grand rôle de sa carrière. » La responsabilité dont parle Christina est cette capacité que nous avons tous de répondre à notre destin pour en faire quelque chose d'enrichissant, une source de croissance et de maturité. « Compte tenu des récentes découvertes de la psycho-neuro-immunologie, on peut imaginer que cette attitude aide à la guérison du corps. En tout cas, elle est bonne pour le moral ! » conclut Christina.

FACE AUX AUTRES

Pour le meilleur et pour le pire

« Simon avait beau me dire que tout allait bien se passer, qu'il était certain que d'ici à quelques mois ce cancer ne serait plus qu'un mauvais souvenir, je voyais la peur dans ses yeux. Ses propos se voulaient rassurants. Mais je savais qu'il n'y croyait pas complètement. Pourtant cela me faisait du bien de l'entendre me parler. Et sentir sa main, toute proche de la mienne, m'apaisait. Je me demande comment font les femmes qui n'ont pas la chance d'être soutenues par un compagnon ou un époux ? » s'interroge Catherine qui a subi l'ablation de ses deux seins.

Il est vrai que la présence d'un partenaire à ses côtés peut aider à traverser l'épreuve de la maladie. Plusieurs enquêtes scientifiques montrent d'ailleurs que les personnes vivant en couple sont moins souvent malades et, si leur santé se dégrade, guérissent plus facilement que les célibataires[1]. Une étude indique même que, cinq ans après le diagnostic d'un cancer, le taux de survie est plus élevé chez les gens mariés que chez les personnes seules, et ce quels que soient leur âge, leur sexe ou le stade de leur maladie[2]. La présence d'un partenaire paraît donc essentielle. Être écoutée, pouvoir partager ses angoisses, se sentir comprise et encouragée aident certainement à garder un bon moral et, de là, à maintenir une « immunité combative ». Sans compter qu'en période de crise le fait de vivre à deux permet souvent de se reposer sur l'autre, tant d'un point de vue pratique qu'économique.

« Néanmoins, le tableau n'est pas toujours aussi idyllique », précise Vinciane dont le mari a profité de sa maladie pour prendre le large. Car le cancer est un révélateur du couple. Souvent, il rapproche les partenaires. Parfois, il les éloigne. Dans ces cas, un malaise ancien profite du chaos ambiant pour s'accroître, envenimer la relation et, finalement, trouver une solution dans la rupture. Or, si il est prouvé qu'un soutien affectif améliore l'immunité des malades, on sait aussi que les tensions entre partenaires sont, au contraire, absolument néfastes pour la santé[3]. Ainsi, par exemple, une étude a montré que des conjoints en dispute connaissaient une nette dégradation de leurs défenses immunitaires[4]. « Il vaut parfois mieux être seule que mal accompagnée, conclut Léa qui a pris la décision de quitter son mari. Le cancer m'a obligée à regarder ma vie en face, explique-t-elle. À présent, je sais mieux qui je suis. Il n'est donc pas étonnant que ma vie sentimentale prenne une autre direction. Mon époux l'a compris aussi : nous n'avons plus rien à faire ensemble. C'est peut-être le seul point sur lequel nous sommes d'accord. »

Plus que jamais, l'annonce du diagnostic de cancer du sein devrait inciter à communiquer juste avec son partenaire. L'exercice n'est déjà pas facile à pratiquer en temps ordinaire. On imagine donc combien il est périlleux quand les protagonistes sont insécurisés, fragilisés et stressés. Face au danger que représente le cancer, chacun – malade ou simple « accompagnant » – réagira en fonction de son histoire personnelle, de ses peurs, de ses attentes, de ce qu'il osera dire ou de ce qu'il taira. Les tensions seront exacerbées par la souffrance psychologique. Les malentendus seront à la mesure des susceptibilités.

« Paniqué par la situation, Pierre – mon compagnon – avait tendance à me surprotéger, explique Delphine, une danseuse de trente-deux ans. J'étouffais et je n'osais pas le lui dire. Il m'appelait dix fois par jour pour me demander comment j'allais. Je passais mon temps à le rassurer. Un jour, n'y tenant plus, je lui ai dit que je ne voulais plus qu'il m'accompagne à l'hôpital lors des séances de chimiothérapie. Masquée derrière sa gentillesse, son angoisse me stressait ! Le comble est que Pierre n'a pas compris mon attitude. Je lui ai dit que je préférais la compagnie de mes copines. Avec elles, au moins, je riais, l'atmosphère me paraissait plus respirable, les choses étaient plus légères à vivre. Il m'a trouvée injuste. Nous nous sommes violemment disputés. Après, j'ai été anéantie. Je n'avais pas besoin de cela, en plus. Je lui en voulais de n'avoir pas su devancer mes attentes. Au lieu de me demander sans arrêt comment j'allais, il aurait pu deviner que cela ne va jamais vraiment bien dans les jours qui suivent une injection de chimiothérapie. C'était moi la malade après tout. J'estimais que c'était à lui de faire des efforts ! »

C'est un fait, la dispute dont parle Delphine n'était

absolument pas nécessaire. Son traitement suffisait largement à son inconfort. Malheureusement, comme la plupart d'entre nous, la jeune femme n'a pas été capable de se mettre à la place de l'autre. Son compagnon, non plus, d'ailleurs. Souvent, en particulier lorsque nous sommes malades et affaiblis, nous attendons que l'autre devine nos besoins. Et, au lieu de formuler nos attentes simplement, nous avons tendance à le faire sous la forme de reproches. C'est le prix que nous faisons payer à l'autre pour avoir dû faire l'effort de demander.

« Mon mari croyait me prouver son amour en m'interrogeant à tout bout de champ à propos de ce que je ressentais, explique Élisabeth, la femme chef d'entreprise dont nous avons parlé au chapitre précédent. Je percevais son inquiétude. Je tentais donc de le rassurer en lui certifiant que je me sentais "pas trop mal" ou "plutôt bien". En fait, j'étais terrorisée par cette maladie et, après chaque cure de chimiothérapie, je ressentais une immense fatigue morale et physique. Il aurait pu m'éviter d'être obligée de crâner. Je lui en veux pour cela ! »

N'aurait-il pas été plus simple qu'Élisabeth partage ce qu'elle ressentait réellement ? N'aurait-il pas été plus efficace de demander à son époux de ne plus lui poser de questions mais, simplement, d'être là et de patienter, comme elle, en attendant que les effets secondaires de son traitement s'atténuent ? En tout cas, cela lui aurait évité de se sentir incomprise et abandonnée lorsque son mari, vexé par son attitude agressive, s'éloignait d'elle. « Je faisais sans cesse des reproches à mon époux, je le culpabilisais, mais en aucun cas je ne l'informais de ce que je vivais. Par conséquent, comment aurait-il pu imaginer mon inconfort et ma détresse ? » reconnaît aujourd'hui Élisabeth, après avoir identifié les lacunes de son mode de communication. « Personne ne peut vraiment comprendre, tant qu'il ou elle ne l'a pas vécu », constate Christina, la cancérologue qui est passée par là. Il est donc essentiel de veiller à informer l'autre, sans l'effrayer, simplement pour qu'il puisse s'adapter aux circonstances.

Parfois, la peur de la maladie ou l'impression de ne pas être à la hauteur de la situation incite le conjoint à prendre la fuite. Il passe alors beaucoup de temps en dehors de la maison, rentre plus tard de son travail, s'entraîne comme un fou en vue d'une compétition sportive, trouve mille prétextes pour rester loin de sa compagne. « C'était devenu tellement caricatural, explique Valérie, que j'ai décidé de le lui faire remarquer. Sans agressivité, en lui expliquant que j'attendais une autre attitude de sa part, parce que j'avais besoin de sa présence. Je lui ai confié ma préoccupation face aux enfants, ma culpabilité de ne pas pouvoir m'en occuper lorsque j'étais clouée au lit par la fatigue et les nausées. Je lui ai dit que j'avais besoin de savoir qu'il me remplacerait auprès d'eux dans ces moments-là. Sa réaction fut très positive. Sans doute parce que je ne l'ai pas agressé. Je lui ai tout simplement montré ma vulnérabilité. Il m'a avoué ne pas très bien savoir comment se comporter face à moi, malade. Il se sentait souvent inutile et impuissant. Il m'a aussi dit que mon attitude renfermée lui était très pénible à supporter. Il sentait que je lui cachais ma souffrance. Il redoutait qu'un fossé nous sépare. Suite à cette conversation, mon mari rentra beaucoup plus tôt à la maison, il veilla à annuler ses entraînements sportifs les jours qui suivaient mes chimiothérapies et il devint très attentif à l'évolution de nos enfants. Je crois qu'il a pu accepter de faire tout cela parce que, au lieu de lui interdire de s'absenter de la maison, je lui ai montré qu'il y avait une place essentielle. Une place que, jusqu'alors, j avais peut-être eu tendance à occuper toute seule. Ainsi, je ne l'ai pas privé de son pouvoir et de sa liberté. Au contraire, je lui ai offert la possibilité de m'aider. Plusieurs mois après la fin de mon traitement, il m'a avoué que le rôle qu'il avait rempli au cours de ma maladie lui avait apporté une véritable satisfaction. Il s'était senti valorisé comme père et comme époux. »

En faisant preuve de psychologie, Valérie avait obtenu ce qu'elle espérait. Et, par la même occasion, elle s'était illustrée comme une championne de la communication non violente ![5] « Nous ne nous rendons pas toujours compte de l'étendue du terrain que nous occupons dans nos familles, remarque Élisabeth qui avait "toujours tout géré". Il n'est d'ailleurs pas facile d'accepter de céder un peu de ce terrain, avoue-t-elle. Car il faut apprendre à faire confiance, accepter que les choses ne se dérouleront peut-être pas exactement comme nous le souhaitons. Parfois, c'est mieux ; parfois, c'est moins bien. Mais, toujours, cela nous soulage d'un fardeau trop lourd à porter. Nous avons alors du temps et surtout de l'énergie à consacrer à notre guérison. C'est elle notre priorité. Chacun reprenant sa place dans le système familial, nous constatons que nos enfants sont beaucoup plus responsables et capables d'autonomie que nous ne l'imaginions. Quant à notre conjoint, il faut bien admettre qu'il se révèle souvent beaucoup plus efficace que nous ne le pensions… c'est parfois difficile à accepter, mais c'est un fait. Au diable l'ego ! »

Hélas, tous les conjoints ne réagissent pas en adultes. Au cours de mes consultations, il m'arrive fréquemment d'entendre des femmes atteintes d'un cancer du sein se plaindre de la « régression » de leur époux. « Du jour où il a appris que j'étais malade, Michel – mon mari – a commencé à souffrir de toute une série de petits bobos », raconte Sandrine, l'infirmière. « C'est incroyable, j'avais déjà observé ce phénomène avec mes enfants, commente Mathilde, une pédiatre de quarante-cinq ans. À plusieurs reprises, la veille d'un “voyage en amoureux” avec mon compagnon, l'un de nos fils avait commencé une maladie infantile. Parfois il manifestait de fortes fièvres dont l'origine paraissait inexpliquée. Personnellement, j'avais le sentiment que ces symptômes étaient une sorte d'appel. Comme si notre enfant nous demandait d'annuler notre départ pour nous occuper de lui. D'un point de vue médical, on sait que le stress diminue les défenses immunitaires et favorise l'éclosion des infections. Il est donc possible que l'angoisse ressentie par mes fils à l'approche de notre départ ait été la cause de ces manifestations. Bien des années plus tard, lorsque l'on a découvert que j'avais un cancer du sein, à son tour, mon compagnon a développé toute une série d'infections. Lui qui était habituellement en si bonne santé. J'en conclus qu'il avait peur de perdre sa “maman”. Je ne suis peut-être pas devenue pédiatre pour rien... »

Plusieurs études ont montré que les conjoints de personnes malades connaissent un degré de stress chronique qui altère leur réponse immunitaire, les rend plus fragiles aux infections et retarde la cicatrisation de leurs plaies[6]. « Savoir mon mari tourmenté par mon état de santé fut un énorme souci pour moi, nous dit Nelly. Lorsque j'ai constaté qu'il ne dormait plus et qu'il maigrissait, je lui ai demandé de *se* prendre en charge. Je ne pouvais pas le faire à sa place. J'avais déjà tellement à gérer avec mes propres problèmes. Heureusement, sur les conseils de notre médecin de famille, il a consulté un psychothérapeute qui l'a aidé à traverser cette épreuve avec plus de sérénité. » Nelly a eu la bonne attitude : sans culpabiliser son mari, elle lui a demandé de se comporter de manière autonome et de prendre soin de lui-même car elle avait besoin de savoir qu'il allait bien.

« Se plaindre des manquements de son conjoint ne sert à rien, conclut Élisabeth. Bien sûr, on aimerait qu'il comprenne mieux notre situation et qu'il change ses habitudes. Mais attendre que cela se produise spontanément est souvent une perte de temps. Le fait d'être malade nous oblige à nous concentrer sur l'essentiel. Lorsque nous sommes conscientes de certains dysfonctionnements dans notre relation de couple, c'est à nous d'en parler les premières. Personne ne le fera à notre place. Parfois, il est utile de s'en entretenir avec une tierce personne avant. Cela permet de dépassionner le problème. C'est ce que j'ai fait avec mon psychothérapeute. » Vécue de ce point de vue, la relation de couple peut devenir une véritable source de croissance. Et l'épreuve du cancer, une chance de connaître la maturité. « Avant, mon compagnon et moi, nous nous comportions comme deux enfants dans un bac à sable, constate Sandrine. Nous passions notre temps à nous faire des reproches. Aujourd'hui, nous sommes deux adultes, capables de parler sereinement de nous et de la manière dont nous envisageons notre avenir. »

La sagesse des enfants

La maturité qui renforce la relation de certaines femmes atteintes d'un cancer du sein avec leur conjoint peut aussi s'installer dans les rapports qu'elles ont avec leurs enfants. « À condition que nous, les mères, soyons capables de confiance et de vérité avec nos enfants », insiste Nelly. « Cela commence, quelques minutes ou quelques heures, après avoir entendu le diagnostic de la maladie. Car une question se pose d'emblée : faut-il dire la vérité aux enfants ? », ajoute Mathilde, la pédiatre. La réponse à cette question n'est pas facile, surtout si l'on n'a pas été, soi-même, confrontée au problème.

En effet, chaque relation maternelle est différente et ceux qui se permettent de donner leur avis sur le sujet ne connaissent généralement pas la subtilité des liens qui se sont tissés entre une mère et chacun de ses enfants en particulier. Néanmoins, il est bon de rappeler que chez l'enfant, comme chez l'adulte d'ailleurs, le doute et l'incertitude génèrent de l'angoisse. Pour l'enfant, la survie est liée au maintien de l'équilibre familial : des relations harmonieuses entre ses parents lui procurent un sentiment de sécurité, et la bonne santé de son père et de sa mère conditionne son impression d'invulnérabilité. L'enfant est extrêmement dépendant de ceux qui prennent soin de lui. Par conséquent, il est particulièrement attentif aux petits signes qui trahissent d'éventuels changements dans son entourage. Tenter de lui cacher un problème est donc très difficile. D'autant plus que, s'il suspecte un non-dit, l'enfant cherchera à élucider le mystère pour se rassurer. Car, pour lui, le fait de dissimuler une information signifie que celle-ci est grave, voire dangereuse. Dans le doute, il finit par imaginer le pire, il se sent trahi, il perd confiance, il vit dans la peur et il a tendance à s'enfermer en lui-même.

Face à ce scénario, je conseille aux femmes que je rencontre de toujours essayer de dire la vérité à leurs enfants. Même s'il s'agit d'un cancer du sein. Le tout est de bien la dire. « De manière surprenante, mes enfants ne semblaient pas étonnés, nous confie Nelly. Ma fille aînée m'a même dit qu'elle avait remarqué mon stress suite aux examens que j'avais subis quelques semaines auparavant. Elle se doutait que quelque chose d'anormal se tramait dans son dos. » C'est bien la preuve que, malgré leur insouciance apparente, les enfants sont aux aguets. Il s'agit donc de dire et, en même temps, de rassurer. Cela nécessite d'avoir pris un peu de recul par rapport aux événements. « J'ai choisi d'annoncer que j'avais une "petite boule dans le sein" qui devait être "extraite avant qu'elle ne grossisse" et que cela nécessiterait la prise de médicaments "afin qu'elle ne revienne pas", explique Mathilde. J'ai immédiatement précisé que cette "boule" n'était pas dangereuse, à condition de la soigner convenablement. J'ai ajouté que l'opération et les médicaments seraient fatigants et que, en conséquence, “maman devrait beaucoup se reposer”. J'ai aussi précisé que tout cela allait durer quelques mois et qu'après la vie serait à nouveau “comme avant”. Quant à l'utilisation du mot “cancer”, je crois qu'il faut adapter son vocabulaire au niveau d'évolution de l'enfant auquel on s'adresse. Ainsi, par exemple, mon fils aîné voulait connaître le nom de ma “petite boule dans le sein”. Lorsque je lui ai dit que c'était un cancer, j'ai vu des larmes lui monter aux yeux. L'un de ses amis avait perdu son grand-père d'un cancer de l'estomac. Il a donc fallu que je lui explique que le cancer pouvait être guéri, que j'étais traitée par de bons médecins et que j'étais décidée à faire tout ce qu'il fallait pour me soigner. Mon plus jeune fils, lui, ne pouvait pas comprendre un mot aussi abstrait. Pour lui, le concept d'une “petite boule” était plus facile à appréhender. Néanmoins, même si les mots peuvent changer, il est important de communiquer une information identique à tous ses enfants. Car, tôt ou tard, ceux-ci chercheront à en savoir plus et, pour se rassurer, ils échangeront leurs informations respectives. Il serait dommage que l'un d'entre eux se sente tenu à l'écart d'un “secret”. » Il est donc possible de communiquer aux enfants une vérité habituellement anxiogène sans les effrayer. Comme Mathilde, il faut éviter de dramatiser la situation, expliquer clairement la chronologie des événements à venir, montrer que le problème est bien compris et qu'il a des solutions efficaces. L'enfant a besoin de savoir que ses parents sont capables de faire face aux difficultés de l'existence. Il attend d'eux qu'ils soient maîtres des circonstances chaotiques. Sans cette preuve de maîtrise, comment pourrait-il espérer survivre, lui qui se sent encore tellement démuni face à la vie ?

« Au départ, j'ai eu très peur, avoue Nathalie, la fille de Léa. Je sentais que ma mère était terrorisée, elle aussi. Je l'avais toujours connue dépressive mais je ne comprenais pas pourquoi elle ne m'expliquait pas ce qui lui arrivait. J'en ai parlé autour de moi, à l'école, auprès de mes amies. L'une d'elles m'a dit que si ma mère recevait un traitement de chimiothérapie c'était parce qu'elle avait un cancer et donc qu'elle allait mourir. De ce jour-là, je me suis renfermée sur moi-même, je ne mangeais plus et mes résultats scolaires devinrent mauvais. Affolé, mon père m'envoya chez une psychothérapeute. Celle-ci m'a aidée à exprimer mes craintes et elle a convoqué mes parents. À la suite de cela, ma mère a commencé à me parler de sa maladie. Ces propos m'ont rassurée car j'ai pu constater que la situation était “sous contrôle”. C'est comme dans les jeux auxquels je joue sur mon ordinateur : il faut toujours regarder son ennemi en face, c'est moins dangereux. Si ma mère s'était confiée à moi plus tôt, je n'aurais peut-être pas eu besoin de rencontrer cette psy. En tout cas, aujourd'hui, ma mère va très bien et elle n'est plus dépressive. La vie a changé à la maison. C'est mieux, beaucoup mieux. »

Prouver à son enfant que l'on maîtrise une situation, n'implique nullement de lui cacher d'éventuelles émotions. Au contraire, partager des sentiments sera pour lui une preuve de confiance et lui montrera que l'on peut vivre avec des doutes et des incertitudes sans pour autant être anéantis. Ce faisant, il faudra simplement veiller à ne pas lui faire porter nos problèmes. Car les solutions à nos angoisses ne sont pas de son ressort. Un enfant ne devrait jamais être le parent de ses parents. « C'est un des pièges dans lesquels il ne faut pas tomber, commente Mathilde. En effet, l'enfant est soucieux de préserver l'équilibre de sa famille, véritable garantie de sa survie. Dès lors, il tentera de protéger ses parents. S'il les sent fragiles, il essayera de les soutenir, il taira ses angoisses et il masquera ses peurs. » Il faut se rappeler également que, face au malheur, l'enfant aura souvent tendance à se considérer comme le responsable. Il est donc possible qu'il établisse un lien entre le cancer de sa mère et une faute qu'il aurait commise. « Lorsque j'ai compris ce mécanisme d'autoculpabilisation, je me suis empressée de préciser à mes fils qu'ils n'étaient en rien responsables ou coupables de ce qui m'arrivait », explique Mathilde. Dire sa non-culpabilité à l'enfant est certainement la bonne attitude car ce qui peut paraître une évidence pour l'adulte ne l'est pas forcément pour lui. « Après, il faut être cohérente, insiste Nelly. Du fait que l'enfant peut se sentir coupable de notre cancer, il est important de veiller à ne jamais utiliser notre mal-être comme un moyen de pression. Or c'est plus souvent le cas qu'on l'imagine. Et pour cause : la maladie et surtout les effets secondaires de son traitement nous rendent très sensibles. Nous avons besoin de calme et de repos. Du coup, certaines attitudes de notre entourage nous irritent plus facilement. Ainsi, par exemple, je me suis surprise en train de demander à mes enfants d'arrêter leur chahut en prononçant des phrases du genre : “Soyez sages, sinon maman ne pourra pas guérir” ou parfois même : “Arrêtez de faire du bruit, vous me rendez malade.” Lorsque je m'en suis aperçue, je me suis promis de ne plus jamais recommencer ! Il était tellement plus juste d'avouer avoir besoin de silence, sans culpabiliser mes enfants, et de leur demander d'aller jouer calmement dans leur chambre. »

Beaucoup de femmes atteintes d'un cancer du sein culpabilisent à l'idée de ne pas être aussi disponibles et tolérantes qu'à leur habitude. C'est assurément une erreur. En effet, on n'est pas malade par plaisir et on a le droit de créer les circonstances favorables pour se soigner. « Je suis une mère indigne », me dit Sandrine, après sa troisième cure de chimiothérapie. Je me suis permis de lui rappeler que l'enfant attache moins d'importance à la quantité qu'à la qualité des rapports qu'il a avec ses parents. Ainsi, même si Sandrine était « moins présente » dans la vie de ses enfants, ce qui comptait c'était qu'elle puisse partager de bons moments avec eux. « Je savais que ma mère me donnait le maximum de ce qu'elle pouvait, explique Lionel, un des fils d'Élisabeth. Et, compte tenu de la fatigue occasionnée par son traitement, ce qu'elle me donnait était énorme. Le drame était qu'elle croyait devoir s'occuper de tout. Sa maladie lui aura au moins appris à déléguer, à faire confiance et à accepter que tout ne repose pas sur ses épaules ! »

« La maladie de ma mère fut une grande leçon de

vie, me confia Jérémy, le fils aîné de Mathilde. Je me suis senti respecté par elle, car elle ne m'a rien caché. De mon côté, j'ai appris à la respecter, car elle m'a montré qu'elle avait des limites, comme tout le monde. Son cancer du sein m'a révélé qu'elle n'était pas la femme invulnérable et parfaite que je croyais. J'ai appris à l'aimer comme cela. Je crois que c'est alors que je suis devenu un adulte. »

Parent de ses parents

Devenir un adulte : vaste programme ! Sans en être réellement conscientes, de nombreuses femmes atteintes d'un cancer du sein se comportent encore comme la petite fille de leurs parents. Et, comme toutes les petites filles, elles ont tendance à protéger leur père et leur mère. « Lorsque j'ai appris que j'avais un cancer, nous dit Véronique, je n'ai rien dit à ma mère. Elle ne l'aurait pas supporté. » « J'ai toujours évité d'encombrer mes parents avec mes problèmes, explique Florence. Par contre, eux, ne se sont jamais privés de m'appeler au secours. Je trouvais cela normal jusqu'au jour où, moi-même, je suis tombée malade. J'aurais bien voulu le leur dire mais je n'ai pas osé. »

La croyance est fermement ancrée dans l'esprit de nombreuses femmes rencontrées au cours de mes consultations : les parents ne pourront pas affronter le diagnostic du cancer ; il faut leur cacher la vérité. L'idée tient peut-être au fait qu'en tant que mères ces femmes redoutent, elles aussi, d'avoir à entendre que leur enfant est malade. « Je n'avais pas envie de gérer le stress et les angoisses de mes parents. J'avais déjà assez à faire avec moi-même », avoue Valérie. C'est bien là le problème : en tant qu'adultes nos parents ne sont-ils pas censés *se* prendre en charge et dépasser leurs propres craintes ? « Aucune femme n'a envie d'entendre ses parents lui dire des phrases du genre : "Depuis que tu es malade, je ne dors plus" ou : "Ma vie est brisée, j'ai tellement peur pour toi", c'est tout simplement insupportable ! » s'offusque Nelly. « J'avais l'impression de gâcher leur vieillesse. Je voulais leur épargner les tourments. Et, en même temps, je voulais me préserver de toute culpabilisation de leur part. Mes parents sont champions à ce petit jeu, ajoute Sandrine. Malgré tout cela, j'ai fini par leur dire la vérité. »

Dire la vérité à ses parents est la seule manière d'obtenir ce que la plupart des femmes atteintes d'un cancer du sein attendent : de l'affection et du réconfort. « Le lendemain de mon opération, j'aurais donné n'importe quoi pour que ma mère me prenne dans ses bras. Je suis certaine que, si cela s'était produit, je me serais laissé aller à pleurer, avoue Élisabeth. Malheureusement, cette rencontre n'a pas eu lieu, tout simplement parce que je n'avais pas prévenu mes parents. » « Moi, j'ai dit à mes parents que j'avais un cancer du sein, témoigne Sandrine. Mais au lieu de recevoir la tendresse dont j'avais besoin, je n'ai entendu que des plaintes. Et ma mère de me dire : "Ma pauvre chérie, c'est affreux. Ce que tu m'annonces est terrible." Cela je le savais, je n'avais pas besoin de l'entendre pour m'en rendre compte. Si seulement ma mère avait pu me demander de quoi j'avais besoin. Au lieu de cela, elle m'appelait tous les jours pour m'assaillir de commentaires du genre : "J'entends que tu as une bonne voix, je suis contente de constater que tu vas mieux, donc tout va bien, je t'appellerai demain, bonne journée, embrasse Michel et les enfants." J'avais envie de hurler. Pendant des semaines j'ai subi la situation, j'écoutais ma mère poser les questions et apporter les réponses. Elle se rassurait. Moi, je fulminais. Jusqu'au jour où, alors que je venais d'apprendre qu'il fallait interrompre ma chimiothérapie à cause d'une diminution trop importante de mes globules blancs, j'ai explosé. En trois minutes, je lui ai balancé tout ce que j'avais sur le cœur. En deux mots : des reproches ! Elle n'a pas compris. Et pour cause, je ne lui avais toujours pas montré ma vulnérabilité. En me fâchant contre elle, je lui apparaissais encore sous les traits d'une femme forte et autoritaire. Pourtant, j'étais tout le contraire. Lorsque j'ai compris mon erreur, je l'ai rappelée et je lui ai expliqué que je n'avais pas envie d'entendre ses discours angoissés. Je comprenais qu'elle puisse s'inquiéter pour moi mais je lui demandais qu'elle gère cela de son côté, en dehors de notre relation. En revanche, j'insistai pour que nos rapports soient l'occasion de nous témoigner mutuellement de la tendresse. Elle a très bien compris ma demande. Depuis, nous avons une relation franche et ouverte, fondée sur la confiance et le respect. Je ne me sens plus comme une petite fille face à sa maman. J'ai aussi arrêté de me comporter comme une mère envers ma propre mère. Désormais, nous sommes deux adultes. Nous avons compris que l'amour et la paix sont à la base de bien des guérisons. »

Parfois, certaines femmes atteintes d'un cancer du sein ont la charge de leurs parents devenus impotents. Dans ce cas, il est important de trouver des solutions de remplacement, au moins durant la période consacrée au traitement de la maladie. « Même si on culpabilise, insiste Florence qui a toujours vécu "écartelée" entre son père et sa mère. J'ai mis du temps à le comprendre, dit-elle. J'ai même manqué y laisser ma peau. Durant les premières semaines après mon opération, mon père m'a fait un véritable chantage. Il refusait de s'alimenter si je ne faisais pas tous les jours des courses pour ma mère et si je ne lui tenais pas compagnie deux après-midi par semaine. Je l'avais habitué à cela. Par conséquent, il trouvait ma disponibilité absolument normale. Nauséeuse et épuisée, je continuai donc à remplir mon "devoir" comme si de rien n'était. Et puis, un beau jour, je me suis évanouie en plein supermarché. Lorsqu'il a appris l'incident, mon médecin m'a sermonnée avec vigueur. Il avait raison : je m'étais conduite comme une idiote. Consciente de l'aberration de mon comportement, j'ai annoncé à mon père que j'avais trouvé une remplaçante pour s'occuper de ma mère et de lui. Il n'était plus question de céder à son chantage ! À ma grande surprise, mon père n'a émis aucun commentaire. Ma détermination a donc suffi à mettre un terme au petit jeu pervers que j'avais accepté de jouer avec lui jusqu'alors. »

Parler vrai à ses parents est une occasion d'accéder à plus de maturité. C'est également une chance qu'on leur offre de grandir, eux aussi. C'est leur faire confiance et croire en leur capacité d'évoluer. Certaines femmes n'ont pas l'envie ou l'énergie d'aller jusqu'à ce niveau de profondeur dans leur relation filiale. « Ils ne changeront plus, c'est trop tard », me disait Laura, une patiente attristée par la réaction de ses parents face à sa maladie. Je lui fis remarquer qu'en fait la négativité de son commentaire masquait une peur. « Vous avez raison, répondit-elle. J'ai peur que mes parents ne soient plus capables de changer. Je crains qu'ils n'acceptent pas ma manière de voir les choses. Je redoute d'être déçue et de perdre leur amour..., disons plutôt : ce que nous avons convenu d'appeler de l'amour. » Le fait de s'avouer sa propre résistance au changement permit à Laura de mieux accepter la situation. « Je sais où sont mes limites, dit-elle. Je n'ai pas le courage de me dévoiler entièrement à mes parents. C'est au-dessus de mes forces. Je continuerai donc de vivre notre relation avec ses frustrations. Mais, cette fois, je n'aurai plus l'impression de subir leur volonté. Je jouerai le jeu, en pleine conscience. C'est mon choix. » L'attitude de Laura me parut très cohérente. Connaître et accepter ses limites, c'est cela aussi être un adulte.

La peur de décevoir

Souvent nous évitons d'approfondir certains aspects un peu compliqués de la relation avec nos parents. Nous croyons avoir « réglé le problème », mais, en réalité, sans que nous en soyons réellement conscients, nous rencontrons les mêmes difficultés dans nos rapports avec toute une série d'autres personnes. La psychologie qualifie ce phénomène de « transfert ». Ainsi des problèmes non résolus dans le passé se répètent dans le présent, tout simplement parce que, n'ayant pas réussi à dépasser une situation conflictuelle, nous n'avons pas encore compris la dynamique qui nous empêche d'y apporter une conclusion harmonieuse.

« J'ai toujours eu peur de mon père, explique Florence. Je n'ai jamais osé le contredire. Sans doute parce que j'espérais correspondre à ce qu'il attendait de moi. C'était le seul moyen que j'avais trouvé pour attirer son attention et recevoir ce que je croyais être de l'amour. Avec le temps, cette situation m'était devenue insupportable. Du coup, en dehors des deux après-midi par semaine où j'acceptais de lui tenir compagnie, j'évitais de le fréquenter. J'en avais assez de mendier de l'affection en jouant les "petites filles modèles". De toute façon ce que je faisais pour lui n'était jamais assez bien. Hélas, sans m'en rendre compte, j'ai reproduit le même type de rapport avec mon patron. Taillable et corvéable à merci, je ne lui tenais jamais tête, j'acceptais tout ce qu'il me demandait, je m'oubliais complètement pourvu qu'il soit satisfait par mon travail. Lorsque j'ai appris que j'avais un cancer du sein, je n'ai pas osé le lui dire. J'ai donc continué de travailler comme si rien n'avait changé. Évidemment, après la première cure de chimiothérapie, j'ai dû admettre qu'il fallait m'arrêter. J'ai donc dû me résoudre à parler de ma maladie avec mon patron. »

Légalement, une personne malade n'est pas tenue d'expliquer les raisons de son arrêt d'activité à son employeur. Néanmoins, les nouvelles vont vite. À moins de vivre entièrement recluse, il semble difficile de garder ce genre de « secret » bien longtemps. « J'avais peur que l'annonce de mon cancer incite mon patron à me diriger sur une voie de garage. Je ne voulais pas qu'il me considère comme une handicapée ou une femme en sursis. Je craignais qu'il ne mise plus sur moi pour l'avenir », se souvient Denise, secrétaire dans une entreprise de construction. Beaucoup de femmes atteintes du cancer du sein se sentent diminuées, dévalorisées. Elles imaginent donc que leur employeur les considérera de la même manière. Pourtant, il leur faut admettre d'abandonner ou tout au moins de réduire leurs engagements professionnels pendant quelques mois. Leur priorité doit être le traitement et la guérison de leur maladie. Pendant cet arrêt d'activité, personne n'a le droit de les licencier. Et si, au retour, elles doivent parfois accepter une nouvelle affectation, il sera toujours temps d'aviser à ce moment-là. Se tourmenter à l'avance ne sert à rien, sauf à se stresser et, donc, à compromettre les défenses et les mécanismes réparateurs de l'organisme.

« L'une de mes amies m'avait mise en garde car son patron s'était montré totalement indifférent à sa situation. Une autre m'avait raconté que son employeur avait tenté de la convaincre de continuer à travailler et, lorsqu'elle avait refusé, il s'était révélé odieux. Mon expérience fut très différente, témoigne Florence. Je m'étais inquiétée pour rien car j'ai découvert qu'en fait mon patron était un homme très compréhensif. Il a eu des mots justes et des paroles réconfortantes. Si j'avais su, je lui aurais parlé plus tôt. Lorsque j'ai repris mon travail, il m'a avoué que sa femme avait, elle aussi, été soignée pour un cancer. »

On choisit ses amis

La maladie est donc un puissant révélateur des rapports humains. Elle éclaire les zones d'ombre de nos relations familiales, professionnelles et amicales. « C'est une "heure de vérité", commente Nelly. Parfois, on a la chance de découvrir des gens merveilleux qui, dans d'autres circonstances, n'auraient eu que des rapports très superficiels avec nous. Souvent, aussi, on est surprise par les réactions de certaines personnes proches. » Et pour cause : la maladie fait peur. « Je n'ai pas compris, nous dit Liliane, une jeune veuve de trente-huit ans chez qui un cancer du sein a été diagnostiqué six mois après la mort de son mari. Au moment où j'ai appris l'existence de ma maladie, j'avais besoin de réconfort. Pourtant, ma meilleure amie s'est éloignée de moi. Plusieurs années après ma guérison, je l'ai revue par hasard. Elle paraissait très embarrassée. Lorsque je lui ai dit mon sentiment d'abandon, elle m'a avoué que le diagnostic de mon cancer avait réveillé son anxiété face à la mort. Elle avait donc préféré prendre ses distances pour ne pas m'encombrer avec son propre mal-être. » De tels malentendus ne sont pas rares. « Lorsque Linda est tombée malade, explique son ami John, j'étais désemparé. La souffrance et la mort m'ont toujours terrorisé. J'ai été lâche mais je n'ai pas pu faire autrement. J'ai coupé les ponts avec Linda. De toute façon, je n'aurais pas pu l'aider. J'étais moi-même si misérable face à ce cancer. » Hélas, comme beaucoup d'entre nous, John a oublié que la meilleure manière d'aider une amie malade n'est pas de lui tenir de longs discours ni de trouver coûte que coûte des réponses à toutes ses questions. Notre simple présence peut suffire. Une main sur l'épaule, un regard complice, un sourire, et du silence. Écouter, comprendre, accompagner. Lorsque l'on a été malade soi-même, on sait qu'il n'existe pas de meilleur soutien.

« Si seulement mon amie Nicole avait pu le comprendre, regrette Nelly. Au lieu de cela, elle se croyait obligée de s'apitoyer sur mon sort. En me plaignant, elle exprimait ses propres angoisses d'avoir un jour à vivre la même “aventure”. C'était exaspérant. Les jours où j'étais moins en forme, elle parvenait même à me démoraliser. Je ne pouvais plus. J'ai fini par le lui dire. » En amitié aussi il faut pouvoir exprimer ses limites. « Ce n'est pas facile à faire, précise Nelly. Car lorsqu'on est malade, on a peur de perdre les liens qui nous retiennent à la vie. En même temps, on a soif de vérité et de simplicité. »

« Certains de mes amis se sont comportés d'une manière très autoritaire à mon égard, explique Vinciane. J'étais littéralement bombardée de leurs conseils bien intentionnés : “Tu dois te battre”, “Il faut que tu rencontres ma diététicienne, elle va te concocter un régime miraculeux”, “Tu ne devrais pas rester enfermée chez toi. Tu as besoin de voir du monde et de t'amuser", "Tu as l'air épuisée, tu en fais trop, il faut que tu te reposes." C'est fou de constater à quel point les gens croient savoir mieux que vous ce qui est bon pour vous. J'imagine que c'est leur manière de calmer leur angoisse face à la maladie. L'une de mes amies m'a même dit : "Si j'étais toi, je changerais de médecin. Lyon c'est bien mais Paris c'est mieux !" Elle oubliait sans doute qu'elle n'était pas moi et que, pour ma part, je ne me voyais pas quitter ma famille pour me faire soigner à trois cents kilomètres de chez moi. Sans compter que l'on est certainement aussi bien traitée à Lyon qu'à Paris ! » Les amis dirigistes dont parle Vinciane s'impliquent d'une manière étonnante dans le « combat » contre la maladie. Ils ont un avis sur tout, ils mettent en doute le bien-fondé des décisions thérapeutiques et ils sont certains de l'issue favorable de ce « mauvais moment à passer ». « Cela me semblait bien présomptueux, ajoute Vinciane. Car personne ne peut savoir comment il réagirait dans pareille situation. J'ai souvent eu l'impression que ces amis culpabilisaient d'être en bonne santé. Ils avaient très peur, aussi. Les conseils qu'ils me prodiguaient étaient comme une sorte de "répétition générale", au cas où, eux aussi, ils devraient un jour affronter le cancer. »

« Parfois, les amis deviennent envahissants, remarque Nelly. En fait, tout est une question de dosage. Être entourée, réconfortée et gâtée par ceux qu'on aime fait énormément de bien. On rit et cela aide à chasser les idées noires. Les amis apportent de la vie dans la maison. Cette vie dont on a tant besoin pour guérir. Malheureusement, certaines personnes en pleine santé ne se rendent pas toujours compte des efforts que l'on est obligée de faire pour rester sur la même longueur d'onde qu'elles. “Cela m'a fait du bien de te voir en si bonne forme, hier soir”, me disait mon ami André. Il ignorait sûrement que j'avais passé la soirée à donner le change. Certes, ses plaisanteries avaient égayé mon esprit, mais, après son départ, je m'étais retrouvée face à moi-même. Rien n'avait fondamentalement changé : la menace du cancer était toujours là et j'avais encore plusieurs semaines de traitement à endurer. Par contre, mes réserves d'énergie étaient à plat. Je me sentais vide. Car donner le change est très fatigant ! » Il faut donc pouvoir se protéger. Oser dire que l'on est fatiguée, établir des limites, ne pas chercher à faire plaisir aux autres en apparaissant toujours “en pleine forme”. Apprendre à s'adapter au jour le jour, heure après heure, d'une minute à l'autre. Changer d'avis, décommander un rendez-vous et ne pas culpabiliser d'être la “rabat-joie de service”. « C'est une question de respect de soi, conclut Nelly. Ce n'est pas un caprice que de se soumettre au rythme de son corps. De toute façon, c'est lui qui décide. Il faut apprendre à l'écouter. C'est la grande leçon de mon cancer du sein. »

« Même entourée des meilleurs amis, le parcours est solitaire », constate Christina, la cancérologue. Du coup, certaines femmes sont tentées de cacher leur maladie. Ce n'est sans doute pas une bonne idée car tôt ou tard le « secret » sera dévoilé. Dès lors, autant s'épargner le stress de devoir inventer des stratégies dissimulatrices. De plus, le fait de révéler sa maladie à ses proches apporte parfois d'heureuses surprises. « Je n'imaginais pas être l'objet de tant d'amour », avoue Sandrine. « En fait, vivre sa maladie au milieu de ses amis est une occasion d'apprendre à s'accepter telle que l'on est, conclut Vinciane. Lorsque l'on est capable de cette compassion pour soi-même, la majorité de nos amis parvient à nous aimer telle qu'on est. Tant pis pour ceux qui n'y arrivent pas. À ceux-là, il faudrait également témoigner de la compassion et les accepter avec leurs imperfections. Les reproches ne servent à rien. Mieux vaut leur dire combien leur présence et leur compréhension nous sont précieuses. Car c'est la vérité. Et si, malgré cela, ils ne peuvent pas répondre à nos attentes, nous aurons au moins appris à faire le tri dans nos relations. À quoi bon être fâchée. Ce serait laisser beaucoup de pouvoir à ce satané cancer ! »

FACE À LA MÉDECINE

Rencontre avec les sorciers

« Vous n'avez vraiment pas de chance, dit le gynécologue à Catherine. Au niveau du sein droit, nous avons trouvé une petite tumeur de moins d'un centimètre. Les cellules qui la constituent sont bien différenciées, de grade 1, et n'ont pas essaimé dans les ganglions de l'aisselle. En revanche, à gauche, la situation est moins réjouissante : la tumeur mesure trois centimètres et ses cellules, mal différenciées, de grade 3, prolifèrent rapidement, elles ont d'ailleurs déjà envahi deux ganglions de l'aisselle. Tous stades confondus, on peut espérer guérir plus de 60 % des cancers du sein. Dans votre cas, le pronostic est *évidemment* plus sombre ! »

Catherine n'en croyait pas ses oreilles. Elle venait de subir l'ablation de ses deux seins, elle savait qu'elle devrait se soumettre à un traitement supplémentaire comportant une chimiothérapie et une radiothérapie, et tout ce que son gynécologue trouvait à lui dire était que le pronostic était mauvais. En temps normal, une nouvelle aussi catastrophique l'aurait terrassée. Mais, cette fois, il s'agissait de sa vie. « Je n'avais nullement l'intention de me laisser réduire à une statistique, se souvient-elle. L'adverbe "évidemment" utilisé par mon médecin était en trop. Quand bien même il n'aurait existé qu'une seule chance sur cent que je guérisse ce cancer, j'avais envie de croire que je pourrais être la chanceuse des statistiques ! Pourquoi fallait-il m'annoncer la vérité en insistant sur ses aspects négatifs ? Manifestement mon gynécologue n'avait pas appris à considérer le verre à moitié plein, il préférait se focaliser sur le verre à moitié vide. À chacun sa manière de regarder la vie. En ce qui me concerne, je ne peux pas vivre sans espoir. »

Catherine a raison : l'espoir fait vivre. De nombreuses études prouvent d'ailleurs que le fait d'imaginer une issue favorable à nos difficultés génère des émotions positives et, par conséquent, mobilise les défenses immunitaires et les mécanismes réparateurs du corps[1]. « Je suis certaine que le fait de croire en Dieu m'a aidée à guérir, déclare Élisabeth. Et, même si mon médecin a tenté de me démontrer que mes croyances étaient infondées, je ne lui ai pas laissé le droit de m'ôter l'aide de ma foi. La médecine a aussi ses croyances. Je les respecte et j'en reconnais les bénéfices. Je trouve donc normal que les médecins respectent et considèrent les avantages des croyances intimes de leurs patients ! » Malheureusement, de nombreux médecins ignorent totalement l'influence de la pensée sur le corps. Et, lorsqu'on aborde le sujet avec eux, incrédules, ils parlent d'effet placebo, de superstitions et de suggestibilité. Savent-ils au moins que, loin d'être anecdotique, l'effet placebo influence l'efficacité de la plupart des traitements[2] ? Ainsi, plusieurs études montrent que le simple fait de croire aux bienfaits d'un médicament entraîne des modifications de l'activité du cerveau et, de là, provoque toute une série de réactions neurologiques, hormonales et immunitaires plus ou moins positives pour la santé[3]. Les résultats de ces travaux sont de toute première importance car ils permettent d'objectiver le lien essentiel qui existe entre la pensée, les émotions et le bon fonctionnement du corps. « Au lieu de considérer l'effet placebo comme un effet mineur et perturbateur, mes confrères devraient l'utiliser afin d'optimaliser leur efficacité thérapeutique, nous dit Christina, la cancérologue. Car, à force de vouloir exercer une action sur le cours de la maladie, beaucoup de médecins oublient que les patients possèdent en eux une capacité non négligeable d'aider à leur guérison. Celle-ci repose sur la suggestion positive, l'espoir, la confiance et la conviction. » Hélas, cet aspect de l'art de guérir n'est pas enseigné dans les facultés de médecine. Du coup, de nombreux soignants n'attachent pas assez d'importance à la manière dont ils parlent à leurs patients. Pourtant, un sourire, un regard franc ou un ton rassurant peuvent exercer une influence très bénéfique sur le processus de la guérison. Et, de manière opposée, un haussement d'épaules, une moue dubitative ou un soupçon d'anxiété dans la voix peuvent plonger les patients dans un état d'angoisse et de stress absolument délétère pour leur santé. Les mots du soignant sont donc un précieux remède ou, au contraire, un dangereux poison !

« Chaque fois que je rencontrais mon oncologue, raconte Vinciane, il me disait que mes résultats étaient *satisfaisants*. Et, chaque fois, cet adjectif me dérangeait. Je me battais depuis des mois : chirurgie, chimiothérapie, radiothérapie, j'étais épuisée tant sur le plan physique que moral. J'aurais tellement préféré entendre des commentaires un peu plus enthousiastes du genre : "Vos résultats sont *bons*, on continue le traitement", ou : "C'est *bien*, cela vaut la peine de supporter ces traitements car ils vous donnent le maximum de chances de vous débarrasser de la maladie." Au lieu de cela, mon médecin me répétait sans cesse qu'il ne fallait pas se réjouir trop vite, que des récidives étaient possibles, que rien n'était gagné d'avance et qu'il faudrait attendre des années avant de savoir si j'étais vraiment guérie. Un jour, révoltée par son attitude, je l'ai traité de sadique. Choqué, il m'a répondu que son devoir était de me dire la vérité, qu'il ne pouvait pas me bercer d'illusions et que, si je voulais la combattre, je devais regarder ma maladie en face, comme une ennemie. Il ignorait sans doute qu'il est très difficile de vivre sans perspective favorable. Après chacune de ses consultations, j'étais détruite. Dire la vérité ? Bien sûr. Mais pas n'importe comment ! Était-ce trop lui demander d'insister sur le fait que malgré le risque de récidive, pour le moment, j'étais en vie ; que mon problème était bien géré, contrôlé en quelque sorte ; et que tout se passait le mieux que l'on pouvait espérer ? Les mises en garde de mon oncologue étaient comme des sorts qu'il me jetait. C'était comme s'il me disait : "Vous allez récidiver", "Vous ne guérirez jamais complètement", "Vous ne serez jamais tranquille". Du coup, je dépérissais. Je ne mangeais plus, j'avais des aphtes dans la bouche et ma peau était couverte d'eczéma. Bonjour le stress ! Et la dépression ! Puis, un jour, je me suis dit que je devais refuser d'être la victime d'un sorcier incapable de positivité. Au diable les discours pessimistes de cet oiseau de mauvais augure ! J'ai commencé à me jeter des sorts bienveillants. Sans cesse, je me répétais : "Je suis en vie, je me soigne, je continue à faire confiance aux capacités de mon esprit et de mon corps pour m'aider à supporter les traitements et retrouver une bonne santé." Pour moi, la situation était bien claire : je n'étais pas une statistique, un cas clinique ou une paire de seins malades. J'étais une femme, un être humain avec des croyances, des pensées, des émotions et un corps. Je voulais créer de l'harmonie à tous les niveaux de ma personne. Même si mon médecin ignorait ce qu'était une personne ! »

La logique d'un système

Il y a quelques années, j'ai interrogé une centaine d'étudiants en médecine sur les motivations qui les avaient conduits à choisir ces études. Outre des raisons personnelles enracinées dans leur passé, une majorité d'entre eux semblaient redouter la maladie et la mort[4]. Souvent inconsciente, cette peur explique peut-être le comportement de certains soignants. « Passée de l'autre côté de la barrière, on se rend compte du malaise, explique Sandrine l'infirmière, aujourd'hui guérie de son cancer du sein. L'attitude de certains soignants, médecins ou infirmiers, est caricaturale. Leur crainte est perceptible dans chacune de leurs attitudes, dans le timbre de leur voix et dans la moindre de leurs remarques. Ainsi, par exemple, ils entrent dans les chambres des malades, l'air triomphant, posant les questions en infantilisant les patients et en ne leur laissant même pas le temps de répondre. "Alors madame, tout va bien ? Voici vos médicaments, il faut bien les avaler. Quelle bonne mine ! Pas de température. Vous n'avez besoin de rien ? Je repasse tout à l'heure. N'hésitez pas à sonner pour appeler !" Face à tant d'assurance, il est difficile de parler de sa souffrance. On ravale sa salive et on se dit que l'important est d'ingurgiter son médicament. À quoi bon tenter d'échanger des émotions avec les soignants. La plupart du temps ils se comportent comme des "machines à traiter des maladies". Hyperspécialisés, ils ne s'intéressent qu'à notre sein, notre estomac ou notre cœur. Et si, par bonheur, ils tentent d'intégrer notre maladie dans l'ensemble de notre personne, ils le font malheureusement d'un point de vue "mécanique". Comment pourrait-il en être autrement puisque c'est ainsi que l'on enseigne la médecine de nos jours ? Il faut bien avouer qu'il est plus rassurant de se focaliser sur les détails d'une maladie que de tenter de comprendre la complexité d'un individu. Lorsque je travaillais à l'hôpital, je ne me rendais pas compte à quel point nous – les infirmières et les médecins – sommes mal préparés à affronter la souffrance. Nous avons tellement peur de nos propres émotions qu'inconsciemment nous ne laissons pas de place à celles de nos patients. Nous évitons la véritable rencontre, celle qui soulage et guérit en profondeur. Nous nous protégeons en permanence. C'est dommage. »

« C'est probablement la peur qui nous incite à utiliser un vocabulaire guerrier, ajoute Christina, la cancérologue. Avant de tomber malade, je ne réalisais pas combien les mots que nous prononçons sont effrayants. J'imagine les ravages qu'ils provoquent dans l'inconscient de nos patients. Parfois, on plante des "harpons" ou des "hameçons" dans les seins afin de "repérer" la lésion à opérer et, souvent, on "bombarde" le site de la tumeur avec une "dose massive de rayons", car il faut "vaincre" la maladie et tous les moyens sont bons pour "se battre" contre le cancer, "remporter la bataille", éviter l'"envahissement" des ganglions, empêcher les cellules de "franchir la barrière" lymphatique et de "coloniser" les tissus sains, même s'il faut parfois "amputer" le sein et "mutiler" la patiente, c'est le prix qu'elle doit payer pour "survivre" ! La violence de notre vocabulaire est terrifiante pour certaines patientes. Il leur faut alors une sacrée dose de courage pour "affronter" l'aventure que nous leur proposons. À moins qu'elles aient la sagesse de prendre un peu de recul face aux discours angoissés de leurs médecins. L'humour arrange beaucoup de choses ! »

De l'humour, il en faut pour relativiser les agressions, les vexations, les humiliations et les frustrations que l'on subit en tant que patiente. « C'est édifiant, constate Dora, une cardiologue qui s'est fait opérer d'un cancer du sein sans révéler la nature de sa profession. Je voulais profiter de ma maladie pour observer la médecine du point de vue des malades, explique-t-elle. Les médecins et les infirmières ne se rendent absolument pas compte de ce que nous, les patientes, nous vivons, couchées au fond de notre lit, obligées de les entendre débattre de notre cas comme si nous n'étions pas là. J'ai été très bien soignée mais je me suis sentie tellement isolée. Les contacts avec les médecins étaient si superficiels. Ainsi, par exemple, ils ne me touchaient jamais. Le soir, l'interne passait en coup de vent dans ma chambre pour me dire qu'il avait prévu un somnifère au cas où je serais trop anxieuse. Si seulement il avait pu s'asseoir trois ou quatre minutes sur le bord de mon lit, me prendre la main et me rassurer. Je n'aurais probablement pas eu besoin de sa prescription. Je ne lui en veux pas, il ne pouvait pas savoir combien être touché et réconforté est important lorsque l'on est malade. C'est le genre de "détail" qui n'est pas enseigné sur les bancs des facultés de médecine. Pourtant de nombreuses études montrent que l'immunité des malades est meilleure s'ils sont touchés ou massés régulièrement[5]. Et il est prouvé que le toucher est plus efficace que les mots pour calmer l'anxiété et la douleur[6]. »

« Le pire était quand une troupe de jeunes médecins débarquaient dans ma chambre pour m'examiner, raconte Marie-Laure, une kinésithérapeute hospitalisée pour recevoir une chimiothérapie. Le contact de leurs gants en plastique sur ma peau – car ils portaient des gants en plastique ! – me glaçait. J'avais le sentiment d'être un objet dégoûtant, une chose dont il fallait se protéger. Avaient-ils peur d'attraper mon cancer ? Les pauvres. Je leur souhaite de ne jamais tomber gravement malades. S'ils savaient combien leur attitude est humiliante. Mais ils ne peuvent pas savoir, car cela aussi n'est pas enseigné à l'université ! »

« Depuis que j'ai moi-même été hospitalisée, explique Claire, médecin radiothérapeute, j'essaie d'éviter tout stress à mes patients. Car je sais combien l'angoisse est néfaste pour celui qui est malade. Attendre pendant plusieurs jours les résultats d'un examen et s'entendre dire que l'on a égaré votre dossier, interroger son médecin et ne recevoir que des réponses évasives, scruter le moindre signe d'enthousiasme sur le visage des gens qui vous soignent et n'y lire que de l'inquiétude. C'est affreux ! Au début de mon "aventure" je croyais que j'étais la victime de malheureux hasards. Mais, très vite, je me suis rendu compte que la plupart des femmes, soignées comme moi pour un cancer du sein, étaient littéralement broyées dans la machine hospitalière. À force d'attendre et de subir, j'ai compris ce que voulait dire "être patiente" ».

« Tant de conflits et de frustrations pourraient être évités, explique Ségolène, une psychologue de quarante-six ans qui a été soignée pour un cancer du sein il y a dix ans. Il suffirait pour cela d'enseigner l'art de la relation humaine aux professionnels de la santé. Quand on songe que les médecins ne sont même pas formés à détecter les phénomènes du "transfert" et du "contre-transfert" dans les rapports qu'ils ont avec leurs patients. Ce sont pourtant des acquis essentiels de la psychologie moderne. Il est important d'en tenir compte car, à l'instar de tous les êtres humains, de manière non consciente, les patients confondent souvent la personne qui les prend en charge avec un père ou une mère, un frère ou une sœur, un ami ou un ennemi de leur passé. En retour, les émotions déclenchées par les patients chez les soignants font réagir ces derniers d'une manière parfois inadéquate. Comme s'ils avaient l'impression de se retrouver en face d'une personne familière avec laquelle ils auraient déjà connu un conflit émotionnel. Ainsi, par exemple, lorsqu'une patiente ébranlée par l'annonce de son cancer exprime son incrédulité et cherche à nier l'évidence, il n'est pas rare d'entendre son médecin agacé déclarer : “Cette femme ne veut pas entendre raison, elle ne comprend rien. Tant pis pour elle !” ; ou bien lorsqu’un peu plus tard la patiente connaît un sentiment de révolte et cherche une cause ou un coupable pour expliquer sa maladie, il arrive que le médecin la considère comme une “femme impossible, avec un caractère agressif dont on ne peut rien obtenir”. Tout bon thérapeute est obligé d’apprivoiser les phénomènes du “transfert” et du “contre-transfert” s’il veut aider efficacement son patient. Comment imaginer qu’un bon médecin ne doive pas aussi être un bon thérapeute ? Pour qui s’intéresse aux liens du corps et de l’esprit, cela coule de source. Force est de constater que c’est un sujet à propos duquel la médecine moderne a encore du chemin à parcourir. »

« L’impact des pensées et des sentiments sur l’état du corps paraît tellement évident lorsque soi-même on a été malade, qu’il paraît absurde de voir cette réalité si peu exploitée par notre médecine, confie Christina qui, depuis sa maladie, est devenue une véritable “militante” pour un changement des méthodes de recherche en cancérologie. Un jour, peut-être, on montrera qu’une partie des différences enregistrées dans les statistiques concernant l’efficacité des traitements réside dans des facteurs psychologiques actuellement négligés par le corps médical. On évitera alors de stresser et d’angoisser nos patients et on veillera à les accompagner avec empathie et optimisme », ajoute-t-elle avec passion. Les propos de Christina provoquent souvent les sourires moqueurs et les haussements d’épaules de ses confrères. Elle leur rappelle alors que des rats porteurs d'une tumeur cancéreuse et soumis au stress de chocs électriques ne survivent que s'ils peuvent échapper aux décharges en actionnant un levier. Privés de cette possibilité, les animaux se découragent, leurs défenses immunitaires s'effondrent et le cancer se propage de manière fulgurante[7]. « Et, même si les humains ne sont pas des rats, conclut-elle, ne méritent-ils pas eux aussi d'être traités avec sensibilité ? »

De nombreuses patientes rencontrées lors de mes consultations sont révoltées par le sort qui leur est réservé au sein des institutions hospitalières. Il est vrai que la médecine a gagné en pragmatisme et en technicité ce qu'elle a perdu en humanité. « Les hôpitaux sont des endroits effrayants, souligne Dora, la cardiologue, en sortant une petite boule en plastique rouge de sa poche. C'est un nez de clown que je serrais dans ma main lorsque je me rendais à mes séances de chimiothérapie et de radiothérapie, explique-t-elle. Ce petit gri-gri m'a aidée à rester de bonne humeur. J'en ai eu bien besoin. L'univers hospitalier est tellement pathologique, dit-elle en souriant. N'est-il pas paradoxal de se battre pour la vie dans un lieu où tout respire la mort ? » C'est toute notre conception de la médecine qui est alors remise en cause. Néanmoins, la logique scientifique moderne n'a pas que des inconvénients. En effet, son approche froide et cartésienne est à l'origine de découvertes déterminantes dans le traitement de maladies graves. Seule une analyse détaillée de l'être humain et de la nature pouvait donner naissance à des remèdes assez sophistiqués pour tuer des bactéries, des virus ou des cellules cancéreuses. « Le danger serait de laisser la logique du système médical moderne évoluer jusqu'à la caricature, s'inquiète Christina. Toute manière de penser qui ne se remet pas en question, finit par s'aveugler elle-même. Les avantages issus d'une certaine vision du monde peuvent alors devenir de véritables inconvénients. Ainsi, trop de technologie pourrait tuer la médecine et empêcher l'exploitation de l'immense potentiel qui réside au fond de chacun d'entre nous. Il est temps d'y penser, sérieusement. Dans l'intérêt des patients et de la planète sur laquelle nous vivons. Car la médecine de demain devra s'inscrire dans une politique consacrée au développement durable de l'humanité. »

Des solutions, ailleurs ?

En attendant, que peut-on faire face aux lacunes du système médical en place ? Comment réagir lorsque l'on a besoin d'être écoutée et que son médecin n'a manifestement ni le temps ni la formation adéquate pour répondre à cette attente ? Vers qui se tourner lorsque l'on a le sentiment d'être réduite à un organe malade, traitée comme un objet et ballottée entre les scintigraphies osseuses, résonances magnétiques et autres PET-scans, sans jamais que l'on s'intéresse à ce qui est ressenti en profondeur ?

La meilleure attitude est sans doute celle qui consiste à ne jamais accepter d'être la victime d'un engrenage infernal. « Lorsque j'ai compris que j'étais la personne *la* plus importante de toute cette histoire, je me suis sentie beaucoup mieux, explique Nelly. C'était moi la malade et je n'avais pas du tout l'intention de souffrir inutilement. J'ai donc commencé par fixer les règles du jeu avec l'équipe médicale qui s'occupait de moi. Bien sûr, je comprenais les contraintes auxquelles étaient soumis les médecins et les infirmières ; cependant cela ne m'a pas empêchée de leur demander de s'adapter à ma situation et à ma personnalité. Évidemment, il a fallu que je les informe de mes attentes car qui ne demande rien risque de ne jamais rien obtenir. Je leur ai donc expliqué que j'étais particulièrement sensible au pessimisme de leurs remarques et, par conséquent, je leur ai demandé de surveiller leurs propos. Je leur ai aussi dit que j'avais besoin de réponses précises à mes questions et que j'étais angoissée s'ils fixaient un trop long délai entre mes examens de contrôle et les consultations où ils m'en communiquaient les résultats. À ma grande surprise, j'ai été entendue. Tout ne s'est pas déroulé exactement comme j'aurais pu le souhaiter mais je dois reconnaître que dans l'ensemble, à partir du moment où je me suis exprimée, les choses se sont passées beaucoup mieux. » « Si on a une langue, c'est pour s'en servir, ajoute Vinciane. Pour moi, le plus étonnant fut de constater que mon médecin était loin d'imaginer mes manques et mes besoins. Je me suis donc félicitée de lui en avoir fait part ! »

Au sein de l'entourage médical conventionnel, le médecin de famille est probablement l'interlocuteur le mieux préparé à considérer ses patients dans leur globalité. En effet, dès la fin de ses études, il a opté pour une approche élargie et synthétique des malades et, le fait qu'il les côtoie dans leur vie quotidienne, chez eux, dans leur intimité, lui confère une sensibilité que beaucoup de spécialistes, isolés dans leurs hôpitaux aseptisés, ont perdue ou n'ont tout simplement jamais développée. Le fait mérite d'être souligné, car il faut une sacrée motivation pour exercer le métier difficile de médecin généraliste. D'autant plus qu'au cours de leurs études les étudiants apprennent la médecine d'une manière très sectorisée et leurs professeurs étant pour la plupart des spécialistes, ils ont tendance à valoriser davantage l'exercice des spécialités que celui de la médecine générale. Je recommande donc aux patientes que je rencontre d'entretenir une relation privilégiée avec leur médecin de famille. En espérant que celui-ci aura le temps et l'envie de s'intéresser à leur dossier cancérologique.

Déçues par l'approche médicale conventionnelle, de nombreuses femmes atteintes d'un cancer du sein cherchent des réponses dans ce qu'il est convenu d'appeler le champ des médecines alternatives et complémentaires. Homéopathie, naturopathie, médecine ayurvédique, médecine chinoise, acupuncture, massages, shiatsu, réflexologie, ostéopathie, soins « énergétiques », visualisation, méditation, les approches sont multiples et variées. Elles s'intègrent dans une véritable médecine « à la carte » dont les patientes décident souvent toutes seules du programme. « J'ai très vite compris que je ne devais pas compter sur mon médecin pour me conseiller, raconte Nelly. Il ne connaissait rien aux médecines complémentaires. Et, lorsque j'ai voulu aborder le sujet avec lui, il a levé les yeux au ciel en me disant qu'il ne fallait pas croire que ces "trucs de charlatan" guériraient mon cancer. Je lui ai répondu que ce n'était pas le but de ma démarche. »

Comme Nelly, la plupart des consommatrices de médecines « douces » ou « parallèles » ne cherchent pas un remède miracle à la maladie, mais plutôt une aide pour préserver un bon état général, supporter les traitements de chimiothérapie et de radiothérapie et, peut-être, prévenir une éventuelle récidive. Ces différentes approches sont souvent issues de médecines ancestrales et traditionnelles. Elles considèrent l'individu dans sa globalité et tentent de mobiliser les mécanismes réparateurs du corps. Malheureusement, beaucoup de médecins ignorent les bases théoriques de ces approches et ils méconnaissent les évidences scientifiques supportant le bien-fondé de certaines d'entre elles. Dès lors, ils en nient l'efficacité. Cela explique sans doute pourquoi la plupart des consommateurs de médecines alternatives et complémentaires le cachent à leur médecin[8]. « De toute façon, mon gynécologue n'aurait pas compris ma démarche », déclare Valérie. « Je n'avais pas envie d'entendre mon oncologue me rire au nez », ajoute Liliane. « S'il avait su que je voyais un acupuncteur, je crois que mon médecin se serait fâché », assure Véronique. Livrés à eux-mêmes, les patients glanent des informations dans des ouvrages de vulgarisation ou sur des sites Web dont les intentions commerciales et les influences idéologiques ne sont pas toujours faciles à détecter. Le danger est alors de les voir confier leur guérison à l'un ou l'autre charlatan.

« Le premier homéopathe que j'ai rencontré était une espèce de fou furieux qui a tenté de me persuader d'arrêter la chimiothérapie, se souvient Nelly. Il prétendait pouvoir faire fondre ma tumeur avec des poudres et des granules. Très vite, j'ai compris que son discours était motivé par un profond rejet de la médecine conventionnelle. Il m'avoua avoir perdu sa femme d'un cancer du pancréas et il semblait en avoir gardé une rancune à l'égard des oncologues. En l'écoutant bien, j'ai entendu la colère et la peur dans son discours. Pourtant, ses promesses de guérison étaient alléchantes. J'étais à deux doigts de me laisser convaincre. Heureusement, l'une de mes amies m'a aiguillée vers un autre homéopathe. D'emblée, j'ai pu constater que ce dernier tenait des propos plus modérés, moins séduisants mais certainement plus réalistes. "Je peux vous aider à préserver une bonne immunité, m'a-t-il dit. Mais je ne peux pas vous promettre que cela suffira à détruire votre tumeur et encore moins à l'éliminer. Il faut beaucoup d'humilité face à la maladie. Parfois le couteau du chirurgien et les bombes chimiques des chimiothérapeutes sont nécessaires. Mieux vaut profiter des progrès de la science. Même si ceux-ci ne sont pas des solutions parfaites, sans inconvénients ni effets secondaires." Le discours, tout en nuances, de ce second praticien, m'a donné envie de recourir à ses remèdes. Je suis certaine que ceux-ci m'ont aidée à traverser la période de mon traitement sans trop d'encombre et, au bout, à obtenir la guérison. »

Les praticiens alternatifs et complémentaires ne se comportent donc pas tous comme des charlatans aveuglés par leurs croyances. Au lieu d'opposer la médecine conventionnelle aux thérapies alternatives, il faudrait ouvrir un débat objectif afin d'évaluer l'efficacité et la place de chaque approche au sein d'une « médecine intégrée ». Ainsi, les professionnels de la santé devraient s'informer sérieusement afin de pouvoir orienter leurs patients honnêtement. Et, comme le fait remarquer Christina, la cancérologue : « Si les médecins s'intéressaient davantage aux habitudes de leurs patients, ils auraient peut-être la surprise de constater que certaines améliorations ne sont pas dues à leurs traitements mais plutôt à l'aide de praticiens alternatifs ou complémentaires dont ils ne soupçonnent même pas l'existence. »

Un bazooka pour tuer des mouches

Néanmoins, les effets des traitements alternatifs ou complémentaires sont rarement aussi spectaculaires que ceux produits par la chirurgie, la radiothérapie ou la chimiothérapie. Et pour cause, les pratiques non conventionnelles agissent essentiellement sur l'état général des patientes, sur leur moral et sur les symptômes désagréables survenant au cours de leur traitement. Rien à voir donc avec les manifestations provoquées par l'artillerie lourde dont les oncologues disposent aujourd'hui. « La médecine moderne aborde le cancer, comme un soldat tenterait d'abattre des mouches avec un bazooka, commente Christina. Les mouches qui tombent sont nombreuses. Les dégâts engendrés autour d'elles, aussi ! Heureusement, de nouveaux traitements, plus subtils, mieux ciblés, pointent leur nez à l'horizon. »

En attendant, il est important de se rappeler que, souvent, ce n'est pas le cancer qui rend malade, mais plutôt le traitement destiné à le détruire. « Cette remarque est capitale, souligne Nelly, car lorsque l'on se retrouve au fond de son lit, abattue par les effets secondaires de la chimiothérapie, nauséeuse, épuisée, le moral à zéro, on a parfois tendance à croire que la maladie gagne du terrain et menace notre vie. Or il n'en est rien. Ce sont les produits toxiques de la chimiothérapie qui nous vident de nos forces. Quant au cancer, il a été extirpé de notre corps par la chirurgie et, même si, parfois, quelques cellules se sont échappées à distance, ce ne sont pas elles qui nous causent tant de désagréments. »

Les médicaments utilisés au cours de la chimiothérapie n'agissent pas de manière sélective sur les cellules cancéreuses. En effet, ils s'attaquent à l'ensemble des cellules dont la multiplication est rapide : les cellules malignes et aussi les cellules de la peau, des cheveux, du tube digestif, des ovaires et de la moelle osseuse où sont fabriqués les globules rouges, les globules blancs et les plaquettes sanguines. On comprend donc pourquoi ce type de traitement provoque une chute des cheveux, des troubles digestifs, des lésions cutanées et des perturbations sanguines. Néanmoins, il faut se méfier des idées toutes faites à propos de ces effets secondaires car chaque personne réagit différemment et, d'une cure à l'autre, la même personne n'expérimentera pas forcément les mêmes inconvénients. « J'ai très vite compris qu'il ne fallait pas écouter ce que l'on raconte, explique Mathilde, la pédiatre. D'autant plus qu'à force de redouter un effet secondaire on risque de le ressentir. Au début, le simple fait de me rendre à l'hôpital provoquait des nausées. Lorsque je m'en suis aperçue, j'ai évité d'anticiper le déroulement de mes cures. Automatiquement, mes symptômes se sont estompés. Certains ne sont même pas réapparus. » Le pouvoir de la suggestion est bien réel. Il peut donc être utilisé à notre avantage. Ainsi, par exemple, plusieurs études ont montré que le fait d'envisager la chimiothérapie d'une manière positive permet d'atténuer voire de supprimer ses effets indésirables[9].

« Je me suis inspirée des travaux du cancérologue américain, Carl Simonton, raconte Dora, la cardiologue. Je visualisais ma chimiothérapie comme un liquide bienfaisant. Il coulait dans mes veines, se répandait dans mon corps à la recherche des cellules malignes et les détruisait d'une manière sélective, épargnant les cellules alentour. J'imaginais alors qu'une multitude de globules blancs digéraient les cellules mortes et les éliminaient dans mes urines ou dans mes selles. Finalement, je voyais ma tumeur fondre comme de la neige au soleil. Parfois, d'autres images surgissaient des profondeurs de mon inconscient : je voyais alors une armée de petits robots poser de minuscules bombes dans les cellules cancéreuses avant de les faire exploser. » À chacun ses métaphores, pourvu qu'elles traduisent l'intention de détruire la maladie. Le jeu en vaut la chandelle puisqu'une étude récente, réalisée chez des patientes atteintes d'un cancer du sein, a montré qu'en plus de leur procurer un sentiment de bien-être, ce genre de visualisation augmente significativement le nombre de leurs cellules immunitaires NK[10] !

Cependant, ne rêvons pas, la visualisation n'est pas la panacée. « J'ai beau avoir essayé de me relaxer, de respirer et de m'autosuggestionner, cela ne m'a pas empêchée d'être nauséeuse et de vomir », déclare Élisabeth. « On m'avait dit qu'en général les nausées s'estompaient quelques heures après la cure de chimiothérapie, explique Valérie. Je me suis rendu compte que, parfois, elles perduraient trois ou quatre jours. C'est un mauvais moment à passer, mais, au bout du compte, les symptômes finissent toujours par disparaître. S'en souvenir est important. Surtout lorsque l'on est plongée dans une situation aussi pénible. Certains jours, j'avais l'impression de mourir. Mes forces me quittaient. Et puis, tout à coup, je sentais la vie reprendre le dessus. L'appétit revenait. Je savais que le pire était derrière moi. » Relativiser et penser au moment où la crise sera passée aide réellement. Et puis, fort heureusement, on dispose aujourd'hui de médicaments efficaces pour atténuer les effets secondaires de la chimiothérapie. Le problème c'est qu'à fortes doses ils provoquent de la constipation et des maux de tête. « Il existe aussi des petits "trucs" pour améliorer les désagréments du traitement, précise Christina. Ainsi, sucer des bonbons à la menthe pendant la perfusion diminue le goût et l'odeur désagréables des produits. Manger de petites quantités, plusieurs fois au cours de la journée, évite de surcharger l'estomac. Et, les plats froids dégageant moins d'odeur, ils sont souvent mieux tolérés. » Boire beaucoup permet d'éliminer plus vite les produits toxiques du traitement. L'intensité et la durée de ses effets secondaires seront donc réduites. Il semble que les boissons gazeuses, notamment le Coca-Cola, permettent d'atténuer les nausées. Néanmoins, l'eau et les tisanes conviennent aussi. L'important, c'est de boire.

Et de continuer à s'alimenter ! Car le traitement du

cancer consomme énormément d'énergie. De plus, le corps puise dans ses réserves pour faire face à l'agression des traitements et mobiliser ses défenses immunitaires. Malgré les nausées et les vomissements, il faut donc veiller à conserver un régime équilibré en insistant particulièrement sur l'apport en protéines : de la viande, du poisson, des œufs, du fromage et, lorsque rien ne passe, des boissons hypercaloriques et hyperprotidiques type Nutrigil® ou Fortimel®.

Souvent, les patientes que je rencontre me demandent si elles doivent suivre un régime spécial pour lutter contre leur cancer. Plusieurs écoles s'affrontent sur ce terrain et les préceptes diététiques qu'elles défendent sont parfois très contradictoires. « Je devais supprimer tous les laitages », explique Élisabeth. « Moi, c'est le sucre qui m'était interdit », ajoute Florence. « À force de se priver de tout, l'existence devient une frustration permanente, remarque Christina. Or l'annonce d'un cancer du sein et son traitement ne sont pas, à proprement parler, une partie de plaisir. Il convient donc de trouver des occasions d'égayer un peu ce cauchemar. La nourriture est un bon moyen de le faire. Ainsi, au lieu d'imposer aux malades des régimes draconiens, il vaudrait mieux les encourager à manger ce qui leur fait plaisir. Pendant ma maladie, j'ai appris à écouter mon corps. Je me laissais guider par ses envies. Je faisais confiance à sa sagesse. Et, surtout, je me méfiais des croyances des uns et des autres à propos de ce qui était bon ou mauvais pour ma santé. » Christina a raison : le plaisir est un élément essentiel du processus de la guérison. Plusieurs études montrent qu'il renforce nos défenses immunitaires. Ainsi, par exemple, la seule odeur du chocolat augmente la sécrétion de nos anticorps, alors qu'une odeur de viande pourrie la diminue[11].

Il est établi qu'une mauvaise alimentation favorise l'apparition de certains cancers. Néanmoins, il est fort peu probable qu'un régime particulier puisse faire disparaître la maladie. Certaines personnes déclarent s'être guéries en se nourrissant selon des principes très stricts. C'est tout à fait possible. Cependant, sans remettre en cause la bonne foi de leur témoignage, on peut tout aussi bien imaginer que leur bonne évolution est, avant tout, la conséquence de leur conviction et de leur attitude positive face à la maladie. Cela ne dément en rien la nécessité de se nourrir correctement puisque notre alimentation conditionne notre état général et influence nos capacités de guérison. Quelques conseils diététiques ne sont donc pas inutiles. De ce point de vue, les médecines indienne (ayurvédique) et chinoise sont de précieuses sources d'inspiration. En effet, en Orient, depuis des millénaires, manger est une nécessité physique et psychologique, un moyen de préserver la santé du corps et de l'esprit. Du coup, on trouve en Inde et en Chine des préceptes alimentaires adaptés à chaque type morphologique en fonction de chaque profil de personnalité. Les homéopathes, les naturopathes et beaucoup d'autres praticiens alternatifs ou complémentaires sont sensibles à cette vision des choses car, pour eux, comme pour les médecins orientaux, la santé est une affaire holistique. « Toutefois, la prudence s'impose, insiste Christina qui, depuis sa maladie, pratique la cancérologie en collaboration avec des médecins ayurvédiques et chinois. Parfois, certains remèdes naturels ou certains aliments consommés en trop grande quantité sont contre-indiqués au cours d'une chimiothérapie. Ainsi, par exemple, il a été montré que les extraits de *Ginkgo biloba*, prescrits par la médecine chinoise pour lutter contre les pertes de mémoire causées par la chimiothérapie, diminuent l'efficacité de l'adriamycine, un produit utilisé dans le traitement de nombreux cancers du sein[12]. » Il est donc important de tenir son oncologue informé des traitements complémentaires que l'on consomme. Et si celui-ci critique nos choix, nous devons nous assurer que ses objections reposent sur des informations scientifiques et non pas sur une méfiance de principe à l'égard des autres manières de soigner. « L'idéal serait d'être prise en charge par une équipe pluridisciplinaire où des médecins conventionnels collaboreraient avec des praticiens alternatifs ou complémentaires. Patients, médecins et thérapeutes y gagneraient beaucoup », conclut Christina.

« Lorsque je demandais à mon oncologue de m'indiquer quelques petits trucs pour me retaper plus vite, celui-ci me disait de me reposer, se souvient Nelly. Cela me semblait un peu court. Par chance, j'ai rencontré un phytothérapeute qui m'a aidée en me prescrivant des tisanes et des huiles essentielles. Des infusions de thym et de romarin ainsi que des jus de betterave et de citron pour détoxiquer mon foie et réduire mes nausées. De la verveine, de la lavande, de l'aubépine, du tilleul et de la valériane contre l'anxiété. De la sarriette ou du ginseng contre la fatigue. De la menthe poivrée, du cumin ou de la cardamome, du jus de pruneau, de tamarin ou de kiwi contre la constipation. Ainsi, au lieu de surcharger mon organisme avec davantage de produits pharmaceutiques, j'ai souvent trouvé une solution dans ces produits naturels. »

« J'étais sceptique, avoue Dora, la cardiologue. Pourtant le médecin chinois que j'ai rencontré a su me convaincre : le thé de gingembre froid est un excellent remède contre les nausées. Des études réalisées en Chine le prouvent[13]. Mais plus étonnants encore furent les effets de l'acupuncture. Ainsi, par exemple, la stimulation d'un point situé entre deux tendons de l'avant-bras, à cinq centimètres du poignet, appelé *neiguan* ou PC6 (point numéro 6 sur le méridien du péricarde), a nettement réduit mes nausées et mes vomissements après les séances de chimiothérapie. » Plusieurs études confirment l'efficacité de l'acupuncture dans cette indication. À la Queens University de Belfast en Irlande, par exemple, des chercheurs ont observé que la stimulation du PC6 entraînait une réduction des symptômes dans 60 à 70 % des cas, alors que la stimulation d'un point situé ailleurs n'était efficace que dans 30 % des cas[14]. Et, à l'université Harvard, une étude réalisée par résonance magnétique fonctionnelle du cerveau a montré que la stimulation du point PC6 activait les zones du cervelet impliquées dans l'apparition des nausées[15]. L'effet antinauséeux de l'acupuncture a donc des bases neurologiques. « Les aiguilles de mon acupuncteur m'ont aidée pour toute une série d'autres problèmes, ajoute Dora. La fatigue, la constipation, les diarrhées et même les aphtes que j'avais dans la bouche. Pour celles qui y sont réceptives, c'est un traitement qui rééquilibre tout l'organisme et redonne le moral. » De nombreuses patientes recourent au massage du shiatsu ou à la réflexologie plantaire avec le même bonheur. Cela n'est pas étonnant lorsque l'on sait que ces différentes approches agissent selon ces mêmes principes « énergétiques »[16].

Fermer les yeux et voir le soleil

« Le fait de s'adresser à différents thérapeutes m'a aidée à *me* prendre en charge, raconte Pascale, une jeune femme de trente-cinq ans, qui jusqu'alors avait vécu dans la peur de l'abandon. J'étais persuadée de ne pas avoir assez de ressources pour me débrouiller par moi-même, explique-t-elle. Je vivais dans la hantise de perdre mon mari. À un point tel que je disais souvent préférer avoir un cancer plutôt que d'être abandonnée par lui. Vous imaginez mon désarroi lorsque j'ai découvert qu'il me trompait. Quelques mois plus tard, j'étais opérée de mon cancer du sein. Drôle de hasard, n'est-ce pas ? Quoi qu'il en soit, mon parcours entre la médecine conventionnelle et les approches complémentaires m'a appris à faire des choix. Avant, je n'osais pas adresser la moindre demande à autrui. Je craignais de déplaire et d'être délaissée. Aujourd'hui, je sais ce qui est bon pour moi et je l'exprime. Ainsi, plusieurs fois au cours de ma chimiothérapie, j'ai connu de grands moments de doute. Je n'avais plus d'énergie pour me battre. Je tentais de me raisonner, mais, physiquement, j'étais détruite. Mon homéopathe m'a conseillé d'en parler à l'oncologue. Ce dernier m'a dit que je n'avais pas le choix : il fallait que je continue à suivre le programme de chimiothérapie. Il prétendait que mon corps aurait la force de résister au choc. "Vous êtes jeune, me dit-il. En dehors de ce cancer dont nous allons vous débarrasser, votre corps est en parfaite santé." Je lui répondis que cela faisait trente-cinq ans que je vivais avec moi-même et que j'avais appris à me connaître. Je sentais que j'avais besoin d'un temps de répit. Je lui demandai donc d'espacer un peu les séances du traitement. Par bonheur, il s'est incliné devant ma détermination. Depuis, je n'hésite plus à dire ce dont j'ai vraiment besoin ! »

« J'ai vécu le même genre d'expérience au cours de ma radiothérapie, se souvient Sophie, une avocate de cinquante-cinq ans. C'était au cours de la séance de "marquage". Le radiothérapeute avait effectué de minutieux calculs afin de délimiter la zone à irradier. Il se préparait à tatouer des repères sur ma peau. Par chance, quelques jours auparavant, une amie atteinte, elle aussi, d'un cancer du sein, m'avait montré ses tatouages. Une horreur : de gros points noirs absolument inesthétiques. Après le traumatisme de la mammectomie partielle, puis celui de la chute de mes cheveux, ce n'était assurément pas ce qu'il me fallait pour me réconcilier avec mon corps. Du coup, sans la moindre hésitation, je me suis permis de demander au médecin de soigner son œuvre. Il s'est donc appliqué à dessiner de tout petits points, très discrets. J'étais ravie. À l'époque, j'ignorais que j'aurais pu demander de remplacer l'utilisation du tatouage par celle d'un crayon feutre dont les traces finissent par s'effacer avec le temps. Cela évite, une fois guérie, de garder le souvenir de ces "réjouissances" hospitalières. "Vous, au moins, vous savez ce que vous voulez", m'a dit le radiothérapeute en me raccompagnant à la porte du service. Il ne croyait pas si bien dire car, quelques jours plus tard, je lui ai demandé pourquoi je devais déambuler à moitié nue depuis la cabine de déshabillage jusqu'à l'appareil de radiothérapie. Je me sentais humiliée, meurtrie au plus profond de moi. Sans compter que j'étais frigorifiée. "Cela nous fait gagner du temps", m'a-t-il répondu. Le lendemain, je me suis présentée à ma séance de rayons avec une dizaine de peignoirs en éponge blanche, pour moi et pour toutes les femmes qui n'osaient pas dire combien il est difficile d'être malade et de ne pas se sentir respectée ! »

Outre les difficultés rapportées par Sophie, la radiothérapie entraîne une série de manifestations désagréables pour lesquelles de petits conseils sont bien utiles. « Avant mon cancer, je ne prenais pas le temps d'expliquer à mes patientes ce qu'elles pouvaient faire pour atténuer l'inconfort de leur radiothérapie, avoue Claire, la radiothérapeute. J'imaginais que les infirmières s'en chargeraient. À présent, je me donne la peine de recommander aux patientes le port de soutiens-gorge en coton plutôt qu'en matière synthétique afin d'éviter l'irritation de la peau déjà fragilisée par les rayons. Je leur explique la nécessité d'éviter les bains trop chauds, de ne pas frotter la peau trop vigoureusement, de porter des vêtements amples, de bannir l'utilisation de produits cosmétiques et, après chaque séance du traitement, de couvrir la zone irradiée de crème Biafine® ou Thêta® pour atténuer la réaction inflammatoire. Ces petits détails changent la vie des patientes. Et tout ce qui pourra atténuer leur inconfort est bon à prescrire. »

De nombreuses patientes abordent leur radiothérapie avec réticence. Il faut dire que cette approche thérapeutique est entourée d'une réputation assez terrifiante. Heureusement les appareils et les techniques employés ont beaucoup évolué : les doses d'irradiations sont calculées avec précision et les zones sont très ciblées. « J'avais déjà supporté la chirurgie et la chimiothérapie, se souvient Nelly. Je n'avais pas du tout envie de m'allonger sur cette table de radiothérapie. J'étais fatiguée, physiquement et surtout moralement. Mes amis avaient beau me dire que c'était la dernière ligne droite avant la fin de mon traitement, je n'arrivais plus à me motiver. Et puis, un jour, j'ai rencontré une patiente qui, comme moi, attendait son tour pour subir l'irradiation. "Vous faites de la résistance, me dit-elle. Comment voulez-vous être aidée par votre traitement si vous le rejetez ?" Elle avait raison mais comment faire pour sortir de ma négativité ? Elle me proposa de suivre son exemple : lors de chaque séance, elle se couchait, sur la table, elle contemplait le "canon" pointé au-dessus de son sein et elle l'imaginait pareil à un grand soleil dont les rayons bienfaisants détruisaient les cellules cancéreuses qui avaient échappé au scalpel du chirurgien. Visualiser mon traitement de cette manière m'a aidée à l'accepter et à puiser dans mes ressources les plus profondes pour lutter contre le découragement et la fatigue. Je ne subissais plus. Au contraire, j'œuvrais activement à ma guérison. »

FACE À SOI-MÊME

Une psychothérapie ?

« Le cancer, son traitement, les médecins, mon mari, mes enfants, mes parents, mes amis…, c'était trop pour moi ! se rappelle Élisabeth. Sans compter mes propres doutes, mes frustrations et mes angoisses. Mon erreur fut de croire que je devais gérer cela toute seule. Lorsque je l'ai compris, j'ai consulté un psychothérapeute. Cette démarche m'a apporté énormément. Chaque séance avec mon psy était l'occasion de reprendre mon souffle. J'avais le sentiment de trouver chez lui un refuge, une sorte d'île paisible, en dehors du vacarme du temps. Je m'y sentais en parfaite sécurité et, débarrassée des émotions conflictuelles de mon quotidien, je pouvais prendre le recul nécessaire. Ma vision de la maladie, mes rapports avec mon entourage, la manière d'aborder les traitements, tout cela s'est transformé d'une manière très positive. »

Plusieurs études montrent qu'un accompagnement psychologique améliore significativement la qualité de vie des patientes soignées pour un cancer du sein. Elles ont un meilleur moral, elles présentent moins d'effets secondaires aux traitements et, lorsqu'elles souffrent, elles constatent une réelle diminution de leurs douleurs[1]. « Le fait de confier mes difficultés à une personne étrangère, m'a permis de relativiser les problèmes, explique Nelly. Du coup, j'ai pu m'adapter aux changements occasionnés par la maladie et son traitement. » « Ma psychothérapie m'a aidée à mieux identifier mes besoins, à préciser davantage mes limites et à oser me faire respecter par les autres », ajoute Sandrine. « J'ai compris qu'il était essentiel d'aller à l'essentiel », conclut Florence.

Pratiqué en tête à tête, l'accompagnement psychologique permet aux patientes de se livrer plus facilement. Néanmoins, des séances en groupe se révèlent très bénéfiques également. « On y découvre que l'on n'est pas seule à vivre les mêmes difficultés », confie Catherine. « J'étais réticente à partager mes expériences et mes sentiments au sein d'un groupe, explique Louise. Cependant, le fait d'y être parvenue m'a procuré une grande assurance dans mes rapports avec autrui. Ma confiance en moi s'est accrue et, avec le recul, je réalise que les groupes de parole auxquels j'ai participé étaient une sorte de répétition pour mieux vivre la "vraie vie". »

Au cours de mes consultations, j'ai constaté que de nombreuses patientes atteintes d'un cancer du sein éprouvent des difficultés à mettre des mots sur ce qu'elles ressentent. La psychologie moderne parle d'alexithymie (du grec *a :* absence, *lexis :* mot, *thymos :* émotion) pour désigner ce genre de trouble. Et des études par résonance magnétique mettent en évidence un manque de communication entre le cerveau émotionnel et le cortex où sont mentalisées et verbalisées les émotions[2]. D'après certains chercheurs en psychosomatique, ce type de déficit pourrait favoriser l'expression des conflits émotionnels à travers le corps. Si cela se révélait exact, le débat sur l'origine psychologique des cancers serait alimenté par un nouvel argument. Quoi qu'il en soit, il semble que les séances de thérapie en groupe soient particulièrement bénéfiques pour aider les personnes alexithymiques à sortir de leur enfermement. « Progressivement, en écoutant les autres exprimer leurs ressentis, j'ai appris les mots qui convenaient pour traduire mes propres sensations, raconte Véronique. Jusqu'alors, je n'étais absolument pas capable de partager mes expériences émotionnelles. Comme si on ne m'avait jamais appris à le faire. » C'est probablement le cas. En effet, certains chercheurs pensent que l'alexithymie s'installe au cours de la petite enfance parce que les parents sont incapables de nommer l'émotion de leur enfant et, de ce fait, ne l'aident pas à interpréter ses sensations.

Parfois, le travail entrepris avec un psychothérapeute permet de résoudre des conflits qui empoisonnaient l'existence des malades bien avant la découverte de leur cancer. « La démarche psychologique que j'ai entreprise suite à la découverte de ma tumeur m'a permis de guérir ma vie », explique Léa. Or, nous l'avons vu, une vie psychique harmonieuse aide le corps à se guérir. On peut donc penser qu'un soutien psychologique débouchant sur une réelle transformation de la personne favorise, en plus, la guérison de la maladie. C'est ce que semblait indiquer une étude réalisée en 1989, dans le département de psychiatrie de l'université de Stanford, auprès de femmes atteintes d'un cancer du sein avec des métastases. En effet, les malades qui avaient participé durant une année à des groupes de parole hebdomadaires avaient survécu dix-huit mois de plus que celles qui n'avaient bénéficié d'aucune aide psychologique[3]. Le même genre de résultats fut obtenu auprès de patients atteints d'un cancer de la peau : comparativement à un groupe contrôle, les malades ayant été suivis psychologiquement avaient des cellules immunitaires NK plus nombreuses et plus actives et, six ans plus tard, leur taux de récidive était moins important et ils avaient survécu en plus grand nombre[4]. La publication de ces observations fit grand bruit au sein de la communauté médicale, cependant aucune autre étude n'est parvenue à confirmer l'effet positif d'un suivi psychologique sur la prolongation de la durée de vie des patients atteints d'un cancer[5]. La question reste donc en suspens.

En revanche, il semble certain que la diminution des tensions psychologiques obtenue par la psychothérapie améliore l'efficacité de certains traitements. Ainsi, il a été observé, chez la souris, que l'action de certains médicaments antitumoraux était moins forte si l'animal était stressé par des rotations de sa cage[6]. Et une étude réalisée à l'Ohio State University a montré que des femmes atteintes d'un cancer du sein avaient une meilleure prolifération de leurs globules blancs en réponse au traitement donné en cas de chute du nombre de leurs cellules sanguines, si elles avaient participé à des groupes de parole. Certains chercheurs pensent donc que la réduction du stress consécutive à la psychothérapie pourrait aider à prévenir une baisse trop importante des globules blancs lors des chimiothérapies[7].

Rendez-vous avec soi

Sans forcément devoir recourir à une psychothérapie ou participer à des groupes de parole, on peut aussi s'aider soi-même. Un moyen simple et efficace d'y parvenir est de tenir un journal. Plusieurs études ont montré que l'expression écrite des états émotionnels est non seulement bénéfique pour le moral, mais, en plus, elle permet d'améliorer la qualité des défenses immunitaires de l'organisme[8]. Au vu de cette efficacité, David Spiegel, professeur de psychiatrie à l'université de Stanford, écrivait dans une célèbre revue médicale que, si de tels résultats avaient été obtenus à l'aide d'un médicament produit par l'industrie pharmaceutique, le retentissement médiatique de l'étude aurait été considérable et la molécule aurait été prescrite à grande échelle[9]. « Évidemment, la tenue d'un journal n'est pas commercialisable, constate Christina. De plus, elle demande un effort aux patientes. »

En effet, il est important de s'astreindre à une certaine régularité dans l'écriture. Beaucoup de patientes invoquent un manque de temps pour justifier le rejet de cette proposition. « C'est pourtant un merveilleux cadeau que l'on peut se faire à soi-même, constate Louise, la professeur d'anglais. Trois minutes par jour, rien que pour soi. Un bref instant d'intimité pour confier à la page blanche nos ressentis. Automatiquement, nos idées se clarifient et les difficultés de notre vie prennent un sens différent. On peut imaginer l'avenir autrement. C'est à la fois apaisant et structurant. Parfois drôle, parfois triste, mais toujours tellement vivant. » Beaucoup de femmes déclarent aussi avoir peur que quelqu'un ne lise leurs secrets. « Il suffit de cacher son journal, répond Nelly. Ou mieux : il faut se faire respecter en demandant à notre entourage de ne pas pénétrer dans ce lieu strictement privé qu'est notre petit carnet de rendez-vous avec nous-même. Tout est une question de limites. À nous de définir les nôtres ! »

« Une fois guérie, je me suis amusée à relire ma prose, raconte Claire, la radiothérapeute. J'ai réalisé ce que j'avais traversé. Je me suis vue évoluer au fil des pages. Il est grisant de constater à quel point on peut se révéler à soi-même, exprimer des ressources cachées, devenir ce que l'on est vraiment. La sensation éprouvée était jubilatoire. »

Derrière la négativité : la peur

« Ce que mon journal et ma psychothérapie m'ont appris de plus important, explique Pascale, c'est à détecter ma négativité et à découvrir que, derrière elle, se cachaient mes peurs les plus profondes. » De nombreuses patientes atteintes d'un cancer du sein ruminent des idées noires. « Je n'ai pas envie de voir ces gens, de toute façon je serai fatiguée et puis je vais les embêter avec mes problèmes, je préfère ne pas leur gâcher la soirée. » « Cela ne marchera pas, ce traitement ne sera pas efficace. » « Je suis certaine que je vais souffrir. » « À quoi bon me battre, le pronostic de ma maladie est mauvais. » Toutes ces affirmations négatives pourraient s'énoncer par l'aveu des craintes qu'elles dissimulent. Nous entendrions alors : « Je n'ai pas envie de voir ces gens car j'ai peur d'être trop fatiguée, de ne pas être à la hauteur de leur conversation, de les embarrasser ou de les ennuyer à cause de mon manque d'énergie », « J'ai peur que ce traitement ne soit pas efficace et n'apporte aucune amélioration », « J'ai peur de souffrir », « J'ai peur que le pronostic de ma maladie ne soit pas favorable ».

Il est important de s'obliger à détecter les peurs

cachées derrière la négativité car, une fois identifiées, nous pouvons tenter de les diminuer. Cela ne signifie pas qu'il faille nier nos craintes. Au contraire, il s'agit de les identifier clairement. À cette condition, seulement, nous pouvons utiliser nos merveilleuses capacités de raisonnement pour analyser la situation avec objectivité et vérifier si, compte tenu de la réalité des faits, il est justifié d'avoir peur.

Comme la colère dont nous parlions au début de ce livre, la peur est une émotion nécessaire à notre survie. Car, sans la peur, nous ne connaîtrions pas la prudence. Le problème est que notre capacité d'imaginer le futur nous fait redouter toute une série de choses qui ne se produiront peut-être jamais. Notre stress est alors intense et, nous l'avons vu, une tension psychique prolongée affaiblit les défenses immunitaires et contrecarre les mécanismes réparateurs de l'organisme. « À force de redouter les effets secondaires de la chimiothérapie, je finissais par les éprouver avant même que le moindre produit m'ait été administré », commente Nelly. Le pouvoir de l'autosuggestion est énorme. « Mon thérapeute m'a appris à rester en contact avec la réalité, explique Léa. Le cancérologue qui s'occupait de moi disait que l'importance que j'accordais à mon travail psychologique tenait de l'irrationnel. Je pense, au contraire, que le fait d'identifier mes peurs et de raisonner à leur sujet était une preuve de grande rationalité. » « Pour ma part, j'ai compris qu'il ne fallait pas trop se laisser influencer par ce que les autres racontent, ajoute Nelly. Au lieu de paniquer par anticipation, il vaut mieux faire sa propre expérience, sans trop d'appréhension et d'idées préconçues. »

Si les émotions négatives offrent un atout en terme de survie – à condition qu'elles soient justifiées par une réalité objective –, il ne faut pas négliger non plus l'avantage évolutif des émotions positives. Les psychiatres et les psychologues s'y intéressent de près et des laboratoires entiers consacrent leur programme de recherche à leur sujet[10]. Une nouvelle discipline – la « psychologie positive » – insiste sur les effets bénéfiques de l'espoir et de l'humour sur les défenses de l'organisme[11]. « J'avais lu qu'un certain Norman Cousins[12] s'était guéri d'une grave maladie en visionnant des films humoristiques, raconte Valérie. Chaque fois que mon moral baissait, je me passais un DVD comique. Avec le recul, je me rends compte que je n'ai jamais autant ri que durant le traitement de mon cancer. Je suis certaine que cela m'a aidée à en guérir ! » « Lorsque mon confrère cancérologue affichait une mine triste, je sortais mon nez de clown de ma poche, se rappelle Dora, la cardiologue. C'était une manière de lui signaler que je n'avais pas envie de me laisser "polluer" par ses doutes, ses craintes et son pessimisme. C'était aussi un moyen de *me* rappeler que je voulais vivre de bonne humeur. Plus que jamais, je sentais que mon corps en avait besoin ! »

À l'écoute du corps

Chaque fois qu'elle se rendait à l'hôpital pour y recevoir une injection de chimiothérapie, Dora sentait les muscles de ses épaules et de son dos se raidir. «En fait, j'avais horreur des hôpitaux, commente-t-elle en souriant. Cela peut paraître étrange mais je crois que j'y travaillais comme médecin pour exorciser ma peur de la médecine.» Certains jours, les contractures musculaires de Dora lui procuraient de violentes douleurs. Elle devait alors avaler des substances analgésiques et relaxantes pour les soulager. «Je ne remercierai jamais assez Violaine, une malade comme moi, professeur de yoga, qui, me voyant rigidifiée par l'angoisse, me fit remarquer que je ne respirais pratiquement pas. "Vous êtes comme morte", me dit-elle. Elle avait raison. Comment imaginer dès lors que la vie puisse se répandre dans mon corps? Car la vie est fluidité, mouvement et ouverture. L'information qui la constitue doit pouvoir circuler en permanence, de molécule en molécule, à travers les vaisseaux sanguins et lymphatiques, le long des nerfs, jusque dans la moindre des cellules de notre corps. Tout blocage, toute restriction à cette propagation de l'information biologique est une source de déséquilibre. Des toxines s'accumulent à certains endroits de l'organisme, des parties du corps sont exclues, les processus vitaux sont perturbés et la maladie apparaît. Lorsque j'ai compris la nocivité de mes contractures musculaires, je décidai de suivre les conseils de ma nouvelle amie Violaine : j'ai appris à respirer ! »

Inspirer profondément, expirer lentement, se détendre, prendre conscience de chaque partie de notre corps et, de manière délibérée, choisir de laisser la vie s'y répandre harmonieusement. Relaxation, sophrologie, méditation. Les moyens d'y parvenir sont multiples. Parfois, nous sommes tellement « déconnectés » de nos sensations corporelles, qu'il vaut mieux commencer par en reprendre conscience à l'aide de massages. « Il faudrait que toutes les patientes atteintes d'un cancer du sein puissent bénéficier d'une séance de massage hebdomadaire, déclare Christina, la cancérologue. L'idéal serait même d'y recourir quotidiennement. Et, si ce n'est pas possible, on peut toujours se masser soi-même régulièrement. C'est excellent ! »

La plupart des cultures traditionnelles insistent sur l'importance du toucher et du massage dans le maintien d'une bonne santé. Malheureusement, en Occident, une certaine diabolisation du corps a fini par réduire, voire exclure, le contact physique dans les interactions humaines et *a fortiori* dans la pratique médicale. Cependant, les choses sont en train de changer car de plus en plus d'études scientifiques montrent que les massages permettent de réduire le stress et, de ce fait, stimulent les défenses immunitaires et les mécanismes réparateurs du corps[13]. Ainsi, par exemple, chez des femmes atteintes d'un cancer du sein, un massage de trente minutes, trois fois par semaine, durant cinq semaines, diminue l'anxiété, la dépression et le sentiment de colère – ces améliorations psychologiques sont corrélées avec une augmentation de leurs globules blancs et, en particulier, de leurs cellules NK qui, rappelons-le, sont connues pour être capables de détruire les cellules cancéreuses[14]. De plus, une manipulation profonde du corps active les circulations sanguine et lymphatique et élimine les toxines accumulées dans les muscles et les organes – ce qui, dans le cas des patientes traitées par chimiothérapie, est certainement nécessaire !

Bouger, marcher, danser ou faire du sport sont fortement recommandés aux femmes traitées pour un cancer du sein. « Ce n'est pas toujours évident, proteste Sophie. Car les traitements sont fatigants. Personnellement, je manquais totalement d'énergie pour m'adonner à une quelconque activité sportive. » Le but n'est pas d'effectuer une performance. Il s'agit plutôt de maintenir un état de fluidité et de relaxation bénéfique à la guérison. Le meilleur moyen d'y parvenir est d'agir à la fois sur le plan physique et sur le plan psychique. « Il faut pouvoir harmoniser la biologie et la pensée », résume Christina. De ce point de vue, l'Orient, dont la philosophie médicale considère la personne humaine dans sa globalité, propose des exercices corporels qui apaisent l'esprit et, en retour, détendent le corps. Ainsi, par exemple, la médecine traditionnelle chinoise prescrit la pratique du qigong – ou « travail de l'énergie » – regroupant une série d'exercices de méditation, de visualisation et de respiration associés à la tenue de postures et à l'enchaînement de divers mouvements, des étirements et des ondulations. Une variante de cette discipline est constituée par le tai-chi qui se caractérise par des mouvements plus lents, essentiellement effectués en position verticale, le bas du corps se mouvant dans un carré et le haut se déployant dans une suite de cercles multiplans. Tous ces exercices sont pratiqués sans stress, entre activité et passivité, à la limite de la tension et du relâchement, dans le plus grand respect du yin et du yang, les forces opposées qui s'expriment en chaque être humain. « La relaxation et le bien-être éprouvés sont garantis », commente Christina. En Inde, la médecine ayurvédique recommande le même genre d'approche à travers le yoga : des postures permettent de prendre conscience des tensions du corps et des techniques respiratoires entraînent une profonde relaxation. Progressivement, la rigidité fait place à la fluidité et l'on découvre l'étonnante plasticité du corps et de l'esprit. « Par leur douceur et leur lenteur, le qigong et le tai-chi sont particulièrement bien adaptés aux personnes dont les capacités physiques sont diminuées. Le yoga est peut-être un peu plus difficile à pratiquer en période de chimiothérapie », précise Christina. C'est un avis que semblent partager plusieurs des patientes que j'ai accompagnées. En tout cas, de nombreuses études montrent que les bénéfices de ces pratiques sur la santé et la guérison sont réels. Ici aussi des effets immunitaires et réparateurs ont été mis en évidence[15].

« Les massages, le yoga et le tai-chi m'ont appris à

mieux respecter les besoins de mon corps, explique Rebecca, qui, avant d'être opérée d'un cancer du sein, se levait tous les matins à quatre heures pour travailler sur les marchés. Avant ma maladie, je portais de lourdes caisses et je ne prenais jamais le temps de me reposer. Je n'étais absolument pas consciente de ce que j'endurais. Lorsque je ressentais un peu de fatigue, je me disais que cela allait passer et je me forçais à poursuivre mon activité. Aujourd'hui, je n'en suis plus capable. Simplement parce que je suis beaucoup plus sensible aux signaux d'alerte que mon corps manifeste. »

C'est une constante chez les personnes qui acceptent d'éveiller leur sensibilité corporelle : plus elles pratiquent la conscience d'elles-mêmes, moins elles sont prêtes à dépasser leurs limites. « C'est une question de respect de soi, commente Rebecca. Au début, mon époux ne comprenait pas. Il me préférait avant ma maladie. Moi, je me préfère après ! Finis les horaires débiles, le stress permanent et le manque de temps pour moi. Mon corps a besoin de repos et de douceur. Mon esprit aussi ! À moi d'inventer la vie qui leur correspond. Désormais, je refuse de me soumettre au rythme de vie absurde que je m'étais imposé. Je suis consciente d'avoir créé toute une série de contraintes inutiles, par peur de manquer, par envie d'obtenir toujours plus, ou par souci de faire plaisir aux autres. Cela, je me le suis promis, c'est fini ! »

Ce genre de discours peut effrayer certaines patientes. Ainsi, Sylvie, une architecte de quarante-cinq ans qui me disait : « C'est bien joli de ramollir son corps à force d'exercices orientaux. Moi, je ne peux pas me le permettre. J'ai des responsabilités, un métier, une famille et une réputation à défendre.» Convaincue qu'elle ne pourrait jamais rien changer à son existence, la jeune femme avait refusé de réduire ses activités professionnelles durant le traitement de son cancer. Finalement son corps avait quand même eu le dernier mot puisqu'elle fut hospitalisée pour une embolie pulmonaire après la quatrième injection de chimiothérapie. «Notre corps est la partie la plus sage de nous-mêmes, conclut Delphine, la danseuse. Il ne triche jamais. Nous devrions toujours écouter ses messages.»

S’accepter

« Je dois tout de même te dire que ton laisser-aller me choque. » En entendant cette phrase prononcée par sa meilleure amie, Sandrine a manqué raccrocher le combiné téléphonique. Puis, ravalant sa salive, elle a fait un immense effort pour ne pas hurler sur cette « pétasse » qui se permettait de la juger. Finalement, après quelques respirations profondes et une petite méditation, elle a retrouvé assez de paix en elle pour comprendre que la remarque de son amie réveillait une vieille culpabilité qui l’empoisonnait depuis sa toute petite enfance. « Je ne souhaite à personne de vivre les moments difficiles qui jalonnent le parcours d’une femme atteinte d’un cancer du sein, explique-t-elle. Mais je trouve très injuste de la part d’une amie qui n’est jamais passée par là de juger mon soi-disant “laisser-aller”. Peu importe ce qu’elle pense, je refuse de culpabiliser si ma maison est un peu moins bien entretenue qu’à l’habitude. Je fais tout ce que je peux. Et il se trouve que, pour un temps, je peux moins. Je l’accepte. Je tente de changer ce que je peux changer. Je m’abstiens de vouloir transformer ce qu’il m’est impossible de transformer. C’est ma manière de devenir plus sage. Inutile de perdre de l'énergie en vain. J'ai besoin de toutes mes ressources pour guérir ! »

Le cancer du sein et les différentes étapes de son traitement constituent un véritable parcours initiatique. « Une sorte de processus de dénudation, commente Sophie, l'avocate. Progressivement, on découvre que des choses qui nous paraissaient essentielles ne le sont pas. C'est comme si on perdait ses illusions, en quelque sorte. Mais peut-on perdre autre chose que ses illusions ? » « C'est comme s'il fallait se dépouiller de tous les artifices pour, une couche après l'autre, découvrir l'essentiel de nous-mêmes et de la vie », ajoute Ségolène, la psychologue.

« Tout commence le jour où l'on vous annonce le diagnostic de la maladie, témoigne Nelly. Sans y avoir réellement réfléchi auparavant, je croyais que ma vie durerait toujours. Naïve, j'imaginais que, à part quelques remous et quelques vagues, je connaîtrais toujours la tranquillité et la stabilité. »

« Le véritable choc, je l'ai connu au lendemain de l'opération, explique Mathilde, la pédiatre. Lorsque l'infirmière a ouvert mon pansement. Tout d'abord j'ai refusé de regarder ma cicatrice. Mais, très vite, je me suis rendu compte qu'il fallait que j'accueille cette transformation. Elle faisait partie de moi. La nier, la renier ou la détester revenait à nier, renier ou détester un peu de moi-même. J'ai mis du temps à le comprendre mais, finalement, je considère que le changement des formes de mon corps et cette entaille sur ma peau sont la preuve que la maladie a été extirpée de mon sein. C'est plutôt une chance qu'une calamité.

Ces stigmates racontent mon histoire. Une aventure que moi seule ai vécue. » Quel chemin parcouru ! Car il n'est facile pour personne de s'adapter à de tels changements. On vit avec soi-même depuis le premier jour de notre existence, la relation intime que l'on entretient avec l'image de soi est subtile et sensible. Il faut donc parfois du temps pour apprivoiser sa nouvelle apparence. « Je me forçais à caresser ma poitrine, explique Delphine. Debout, devant un miroir. Au début ce fut très difficile. Mais petit à petit je me suis à nouveau trouvée jolie. Car ma beauté ne se résumait pas à mes seins. C'est au fond de mes yeux que je l'ai réellement contemplée. »

« S'accepter, plaire à soi-même et s'aimer est une chose, constate Pascale. Mais imaginer être désirable dans le regard de l'autre est plus difficile. » Le doute est énorme. Et ce, quel que soit l'âge des femmes que j'ai rencontrées. « On ne doit pas avoir trente-cinq ans pour espérer plaire, commente Sophie. Personnellement, à cinquante-cinq ans je souhaite encore attirer le regard et susciter le désir. Mon cancer est survenu alors que je traversais une période de grande insécurité. Mon corps changeait à cause de la ménopause, je venais d'être grand-mère et je savais que Georges, mon époux, traversait, lui-même, une crise existentielle qu'il croyait apaiser en draguant des jeunettes. Vous imaginez combien l'ablation de mon sein et les “festivités” de la chimiothérapie et de la radiothérapie étaient bienvenues à ce moment de mon existence… Il a fallu que Georges et moi allions à l'essentiel. Que nous ouvrions nos cœurs et que nous partagions nos doutes et nos souffrances. Finalement, cette épreuve nous a énormément rapprochés. »

« Pour moi, l'événement le plus traumatisant de toute cette aventure, fut la mise en place du "port-à-cath'", se souvient Liliane. On m'avait présenté la "chose" comme un avantage, je l'ai vécue comme une agression. » Petit réservoir en plastique implanté sous la peau, en dessous de la clavicule, le port-à-cath (porte-cathéter ou chambre implantable) se prolonge par un fin tuyau qui pénètre directement dans la circulation veineuse du patient. « C'est effectivement un avantage, commente Christina. Car, avant son invention, les produits de la chimiothérapie étaient perfusés dans une veine du bras ou du cou et, à chaque injection, il fallait repiquer les patients. À présent, l'injection peut se faire directement à travers la peau dans le port-à-cath. C'est beaucoup plus confortable. » Comme Liliane, certaines patientes acceptent mal l'idée de ce petit corps étranger sous la peau. « Après la cicatrice de mon sein, c'était une déformation supplémentaire », explique Laura. « Il y a intérêt à demander au chirurgien qui procède à sa mise en place de veiller à faire une belle cicatrice, précise Sophie. Car, une fois le traitement terminé, même si on finit par retirer l'"engin", bonjour le décolleté ! » Ce détail mérite en effet d'être soulevé.

« Le parcours d'une femme traitée pour un cancer du sein est une succession de "détails" », constate Ségolène. L'un d'eux, et non des moindres, est la chute des cheveux provoquée par la chimiothérapie. Les cellules souches du cuir chevelu sont celles qui se multiplient le plus rapidement. Il n'est donc pas étonnant que les produits de la chimiothérapie, destinés à empêcher la prolifération cellulaire, attaquent les cheveux en premier. Ainsi, leur chute commence une quinzaine de jours après le début du traitement. Depuis quelques années, le port d'un casque réfrigérant pendant la perfusion des médicaments de la chimiothérapie permet de diminuer, voire de supprimer, la chute capillaire. Le principe est simple : le froid (environ 4 °C) entraîne la fermeture des vaisseaux sanguins du cuir chevelu et, de ce fait, empêche les produits toxiques de parvenir jusqu'à la racine des cheveux. Dans la pratique, c'est un peu plus compliqué car, pour être efficace, le casque réfrigérant doit être porté une demi-heure avant, pendant et une demi-heure après le traitement. « C'est une véritable torture ! » déclare Nelly. La sensibilité des patientes est variable. Mais, en règle générale, il est vrai que le port du casque n'est pas une partie de plaisir. Beaucoup de femmes préfèrent donc accepter l'inéluctable chute de leur chevelure. « C'est un mauvais moment à passer, ajoute Nelly. Après, les cheveux repoussent. Plus épais, plus souples et plus dociles. » C'est vrai. Parfois, même, sans que l'on sache pourquoi, des cheveux raides avant le traitement repoussent en ondulant. « Il n'empêche que retrouver des paquets de cheveux sur son oreiller le matin ou dans le fond de sa baignoire est un choc », se rappelle Élisabeth. C'est la raison pour laquelle je recommande toujours aux femmes que j'accompagne de raccourcir la longueur de leurs cheveux, préventivement. De ce fait, l'impression de la chute est moins importante et les patientes peuvent s'habituer par anticipation à se voir avec un visage plus « dénudé ». « Mes cheveux ont toujours été mon principal atout de séduction, raconte Marie-Laure. J'ai donc voulu les remplacer par une perruque. Mais cela ne m'a pas satisfaite. Mes filles non plus, d'ailleurs. Elles préféraient me voir le crâne chauve. Peu à peu, je m'y suis habituée. À la maison je vivais donc sans rien sur la tête. Pour sortir, je portais de petits bonnets en coton que ma mère et ma fille aînée m'avaient tricotés, ou bien des foulards en soie, très chatoyants. J'ai appris à me sentir belle autrement. » « Moi, j'ai opté pour des bandanas, explique Véronique. J'en avais une véritable collection. Mais, à l'inverse des enfants de Marie-Laure, les miens n'aimaient pas me voir déambuler sans rien sur le crâne. Et, lorsque j'allais les chercher à l'école, ils me demandaient de porter une perruque, histoire de ressembler aux autres mamans », disaient-ils.

« La perte de mes cheveux me plongea dans une grande détresse, se souvient Marie-Claude, une ancienne journaliste, âgée de cinquante-huit ans. J'avais peur de ne plus plaire à mon compagnon. Au début, je cherchais à compenser ce "déficit physique" par ma gaieté, mon enthousiasme et une sorte d'hyperactivité qui m'incitait à lui proposer de sortir, de rencontrer des amis et d'avoir de fréquentes relations sexuelles. Mais, très vite, mon corps m'a demandé de ralentir les rythmes que je lui imposais. Et, sexuellement, ma libido s'est éteinte. Le médecin m'a assuré que tout cela était normal compte tenu des traitements que je recevais. Que me restait-il alors pour exercer un peu d'attrait auprès de l'homme que j'aimais ?

C'est lui qui a répondu à cette question. Un matin, il est venu dans la salle de bains et m'a demandé d'ôter ma perruque. J'ai refusé car je ne voulais pas qu'il me voie sans cheveux. Je me trouvais si laide. À force d'insister, il a réussi à me décoiffer. Et, des larmes dans les yeux, il m'a dit que j'étais "si belle sans artifice". Nous avons beaucoup pleuré. Depuis ce jour, j'ai accepté de regarder ma vraie beauté. »

Parfois, la chute des cheveux est accompagnée d'une perte des cils, des sourcils et même des poils sur l'ensemble du corps. « Je n'osais plus me regarder dans le miroir, raconte Latifa, une jeune femme de trente-huit ans, qui avait perdu toute sa pilosité. Heureusement, Leila, ma sœur, est esthéticienne. C'est elle qui m'a montré comment soigner ma peau et maquiller mon visage. » De plus en plus d'hôpitaux offrent les services de professionnels de l'esthétique pour aider les patientes sous chimiothérapie à atténuer les outrages du traitement. « C'est tellement important pour le moral », commente Latifa. Et, nous l'avons vu tout au long de ce livre, un bon moral influence l'évolution de la guérison. « Chaque fois que je rencontrais l'esthéticienne du service d'oncologie, c'était un moment de bonheur, se souvient Évelyne, une patiente âgée de soixante-sept ans. Régulièrement, elle me faisait un soin du visage. Un gommage pour bien nettoyer ma peau et un masque hydratant. Cela me faisait un bien fou, psychologiquement et physiquement. Puis elle m'apprenait à maquiller mes traits en douceur. Finalement, même si mes cils et mes sourcils manquaient, elle parvenait à redonner de l'éclat à mon expression. » « Cet éclat, je l'ai découvert au-delà de tout maquillage, affirme Nelly. Certes, un beau maquillage renforce l'intensité du regard. Mais, au bout du compte, lorsque je contemplais mon œil dans le miroir, même sans fard ni trait de crayon, j'y discernais une petite lueur. Une étincelle très différente de celle que j'avais eu l'habitude d'observer durant les années avant ma maladie. À mesure que les traitements progressaient, cette étincelle devint de plus en plus lumineuse. Je voyais à la fois une intense passion au fond moi et une grande sérénité. C'est à la qualité de mon regard que j'ai compris que j'étais guérie. » Guérison du corps, peut-être, probablement, sûrement – espérons-le pour Nelly. Guérison de l'âme, sans aucun doute !

FACE AU FUTUR

La rationalité du présent

« Guérie ? Au début, il faut faire un effort d'imagination pour y croire, constate Nelly. Car entre les examens de contrôle tous les trois mois, le port-à-cath qui reste sous la peau "au cas où il faudrait envisager une nouvelle chimiothérapie", et le traitement hormonal "donné par sécurité", il est un peu difficile de se sentir complètement débarrassée de ce fichu cancer. D'ailleurs les médecins ne l'affirment pas. Cinq ans, disent-ils. Il faut cinq ans pour relâcher la pression. Cela paraît tellement long. » « Et pourtant, cela passe tellement vite », répond Léa.

N'allons pas trop vite, justement, car, à force de se projeter dans le futur, on en oublie de vivre le présent. Or le présent est le seul temps que nous soyons assurés de vivre. Il est donc absurde de regretter le passé et, encore plus, de redouter le futur. L'existence est un chemin qui doit se parcourir pas à pas, d'un moment à l'autre, dans la pleine conscience de l'instant. « Chaque consultation de contrôle était une occasion d'angoisser sur le pronostic de la maladie, se souvient Isabelle, dix ans après avoir été soignée pour son cancer. Plusieurs jours avant la visite chez mon médecin, je commençais à ressentir des crampes au ventre, je dormais mal et je devenais irritable pour un rien. L'idée que je doive recommencer une chimiothérapie me stressait énormément. Du coup, je broyais de sombres pensées. Ma peur me faisait voir tout d'une manière négative et je m'inventais des scénarios absolument catastrophiques. En bref, je m'autopersuadais que j'allais mourir. Aujourd'hui, avec le recul, je réalise combien mon attitude était absurde. Et, bien que cela ne serve à rien, je ne peux pas m'empêcher de regretter le temps que j'ai perdu à *me* faire peur. Car, finalement, entre les visites médicales de contrôle, j'aurais pu avoir une vie beaucoup plus agréable. De plus, si j'avais réellement eu une récidive de mon cancer, je n'aurais même pas profité pleinement du bon temps qui m'était offert de vivre avant que les ennuis ne recommencent. Et le comble c'est que, sans m'en rendre compte, à force de me stresser inutilement, je risquais d'épuiser mon système immunitaire et, donc, je favorisais les conditions de la récidive tant redoutée ! »

Rester dans la conscience de l'instant n'est pas forcément un exercice facile pour le cerveau humain. C'est sans doute la raison pour laquelle les grandes traditions spirituelles de l'humanité ont inventé des pratiques méditatives ou contemplatives. Car la spiritualité est avant tout un moyen de comprendre le fonctionnement de l'esprit, donc de la pensée, destiné à éviter ses errances et ses égarements afin d'utiliser le meilleur de ses capacités. « La méditation m'a beaucoup aidée, raconte Christina. Au départ, je croyais qu'il s'agissait d'une pratique un peu magique entourée d'un rituel religieux ou ésotérique. Je me trompais. En fait, méditer est très simple. Il suffit de focaliser son attention sur quelque chose de précis, par exemple les sensations du corps ou bien la respiration. Puis il faut observer sans passion les images et les pensées qui émergent à la surface de la conscience. Le tout est alors de ne pas s'y attacher, de simplement identifier leur présence et de les laisser s'évanouir sans entrer dans un processus de réflexion. On peut décider alors de laisser des sentiments positifs – de la compassion pour soi et pour les autres, par exemple – envahir le champ de la conscience. Automatiquement, l'esprit s'apaise, le corps se relâche et un profond bien-être nous envahit. À force de la pratiquer régulièrement, la méditation nous permet d'aborder la vie et ses difficultés d'une manière très différente. » Des études réalisées sur des moines tibétains montrent que plus le temps passé à méditer est long, plus le cerveau est à même de fonctionner en recrutant de nombreuses aires cérébrales et en particulier celles reliées à la gestion des émotions positives[1]. « Méditer permet de réagir plus sereinement et plus positivement face aux stress quotidiens », précise Christina. Et, détail tout à fait remarquable, une corrélation étroite a été mise en évidence entre la pratique régulière de la méditation, la stimulation des aires cérébrales en rapport avec les émotions positives et la qualité des défenses immunitaires de l'organisme[2].

Méditer deux fois dix minutes par jour suffit pour éduquer notre esprit à vivre en paix. De récentes études tendent d'ailleurs à prouver que, suite à un phénomène de plasticité cérébrale, c'est l'architecture même du cerveau qui s'en trouve influencée[3]. « Cela vaut mieux que se laisser emporter par le tourbillon des peurs et des angoisses, conclut Christina. Car, inévitablement, celui-ci nous plonge dans un état de panique dont il est difficile de sortir. » De nombreuses patientes rencontrées au cours de mes consultations sont littéralement obsédées par le verdict de leurs examens de contrôle. Lorsque leur médecin leur annonce que tout va bien, elles se réjouissent un jour ou deux puis, très vite, elles s'interrogent sur la « prochaine fois ». En attendant, elles ne vivent pas. Elles survivent. « C'est dommage, dit Léa. Car le cancer nous apprend que la vie est une chose fragile. N'est-il pas absurde de la laisser filer entre nos doigts sous prétexte qu'un jour elle peut nous échapper ? » « Parfois, je me mettais à penser au pire, se souvient Marie-Claude. Mais, aussitôt, je me ressaisissais, et je me rappelais à moi-même que j'étais toujours en vie. Savoir si, un jour, je connaîtrais une récidive de ce cancer, était impossible. En revanche, il y avait bien une chose dont j'étais assurée : je vivais ! C'était la seule réalité. Celle du présent ! »

Certaines patientes focalisent leur attention sur l'évolution du CA 15-3 – un marqueur biologique du cancer du sein que l'on peut détecter dans le sang. Cela paraît absurde puisque l'on sait aujourd'hui qu'un résultat normal du CA 15-3 ne signifie pas toujours une absence de rechute et un résultat trop élevé ne débouche pas forcément sur la découverte d'une anomalie lors des examens radiologiques. D'ailleurs les recommandations actuelles ne préconisent pas le dosage du CA 15-3 en surveillance de routine.

L'essentiel du suivi s'appuie sur un examen clinique régulier et la réalisation d'une mammographie de contrôle[4].

Lorsque l'examen microscopique de la tumeur montre que celle-ci est sensible aux hormones œstrogènes (mise en évidence de récepteurs hormonaux sur les cellules malignes), un traitement supplémentaire est prescrit après la triade classique de la chirurgie, de la chimiothérapie et de la radiothérapie (tamoxifène chez les femmes non ménopausées, antiaromatase chez les femmes ménopausées). « Ce traitement hormonal m'a été présenté comme un progrès, raconte Pascale. Une sécurité supplémentaire pour éviter le risque de récidive. Néanmoins, il comporte des effets secondaires et il empêche d'oublier que l'on est, ou plutôt que l'on *a été* malade. » « Il faut donc pouvoir discuter de l'indication de ce traitement, en toute franchise, avec son médecin, insiste Christina. Car seul un choix éclairé est un choix acceptable ! »

Ne fonder ses raisonnements et ses décisions que sur des faits réels ; ne croire que ce qui est démontré par l'expérience : c'est la règle d'or que toutes les femmes soignées pour un cancer du sein devraient suivre après la fin de leur traitement. « Il faut absolument éviter de se laisser influencer par des suppositions, des prévisions, des statistiques et des croyances sans fondement. Il faut rester dans la rationalité du présent. C'est primordial ! » insiste Léa.

Vivre sans

« Curieusement, c'est au moment où je m'attendais à me sentir mieux que j'ai commencé à déprimer. C'est absurde : mon traitement était terminé, ma vie allait pouvoir reprendre son cours normal, j'attendais ce moment depuis plusieurs mois et, au lieu de me réjouir, j'angoissais davantage », raconte Mathilde. Le phénomène est fréquent. Et pour cause, le choc de l'annonce de la maladie n'a pas toujours eu le temps d'être digéré par les patientes pressées de se battre pour guérir. « Je me rends compte, aujourd'hui, de la vitesse à laquelle les événements se sont enchaînés, dit Nelly. À peine le diagnostic avalé, il a fallu affronter l'opération, la chimiothérapie, la radiothérapie. Tout était organisé autour de mon traitement. Je ne pensais qu'à cela. J'étais comme coupée de la réalité. Ma volonté n'avait pas d'autre choix que de participer au combat. Et puis, tout à coup, plus rien. Plus de rendez-vous à l'hôpital, plus de journées passées au fond de mon lit à attendre d'aller mieux. Je me sentais aussi vide que mon agenda. Mon existence semblait avoir perdu son sens. Tout me paraissait absurde et difficile. Je savais qu'il fallait inventer une nouvelle vie. Mais je n'en avais pas envie. » Ici, aussi, la négativité cache sans doute une peur. La peur de vivre sans maladie. « Je m'étais totalement identifiée à ma lutte contre le cancer, raconte Florence. Celle-ci terminée, j'avais l'impression d'un grand vide. J'étais à la fois anxieuse et découragée. » « Je n'osais pas confier mon désarroi à mon entourage, se souvient Vinciane. Je craignais que personne ne comprenne. Je redoutais que l'on me traite de petite fille capricieuse. Car, après tout, j'aurais dû être heureuse d'en avoir fini avec ce calvaire. »

Isolées dans leur déprime, beaucoup de patientes ne savent pas très bien comment renouer avec leur « vie d'avant ». Pendant plusieurs semaines, elles ont occupé une place centrale et privilégiée au sein de leur famille. Leurs enfants aidaient à mettre la table, vidaient le lave-vaisselle et rangeaient leur chambre. Leur époux faisait des courses, n'élevait jamais la voix et veillait à ce qu'elles soient confortablement installées dans le canapé, le soir devant la télévision – elles pouvaient même choisir le programme… Et puis, sans vraiment les consulter, subitement, chacun a souhaité reprendre sa place habituelle dans le système familial. « Je n'étais pas prête à abandonner mon “rôle de malade”, avoue Ségolène. Il y a de réels bénéfices à être souffrante. C'est un piège dans lequel il ne faut pas tomber ! »

En même temps, les visites chez le médecin commencent à s'espacer. « Il faut donc apprendre à se rassurer toute seule », constate Dora. « Et, en plus, le fait de ne plus être soignée, permet d'imaginer que la maladie a désormais le champ libre pour se propager», ajoute Sophie. «En fait, je n'avais pas du tout envie de quitter le cocon protecteur de la médecine», confie Rebecca.

Certaines femmes décident alors de consacrer une partie de leur temps à aider d'autres malades. «Je souhaitais mettre à profit tout ce que mon expérience m'avait enseigné, raconte Valérie. J'ai donc voulu m'inscrire dans une association de bénévoles afin d'accompagner des femmes et des enfants atteints du cancer. Mais le responsable de l'équipe a rejeté ma candidature prétextant que c'était trop tôt. Aujourd'hui, je me rends compte qu'il avait raison. Je n'étais pas prête. Par le biais de cette activité, je cherchais à rester en contact avec le milieu hospitalier. J'avais besoin de "palper" la maladie des autres, pour mieux apprivoiser la mienne. Je n'aurais donc aidé personne à par, peut-être, moi-même. Et ce n'était certainement pas le meilleur moyen d'y parvenir.»

Parfois, certaines femmes manifestent le désir d'entreprendre des études de psychologie, elles se gavent de livres consacrés à la guérison et au développement personnel, et elles s'inscrivent dans toute une série de séminaires et de formations. «J'avais peur de perdre mes acquis, explique Nelly. Au fond de moi, je sentais que quelque chose avait réellement changé. J'étais heureuse de cette transformation et je pensais que le fait de rester en contact avec l'univers psychologique m'offrirait une garantie de poursuivre mon évolution.» «J'étais fascinée par la dimension émotionnelle et la profondeur d'âme dans laquelle mon "aventure" m'avait plongée, explique Louise. En comparaison, les subtilités de la langue anglaise me paraissaient avoir peu d'intérêt. J'avais décidé de quitter l'enseignement pour devenir psy. Je voulais aider les autres. Il fallait que je donne un sens à ce que j'avais découvert au cours des pénibles mois de mon traitement. » Mais, ici aussi, la précipitation est mauvaise conseillère. « Le piège serait de vouloir s'occuper des autres pour éviter de penser à soi », commente Ségolène. C'est le travers de beaucoup de thérapeutes !

De la douceur et de la lenteur. C'est probablement le meilleur conseil que l'on puisse donner à celle qui, après avoir approché la mort, doit renouer avec la vie. Il s'agit de rester à l'écoute de soi et de ne pas trop vite se laisser happer par le tourbillon du quotidien. Reprendre le travail à mi-temps, par exemple. « Pour chaque problème, il existe une solution, commente Élisabeth, elle-même chef d'entreprise. Il faut parler à son employeur ou se renseigner auprès des autorités compétentes. Car, ne nous leurrons pas, ce n'est pas parce que le traitement est terminé que les "coups de pompe" disparaissent instantanément. Le corps a besoin de temps et d'énergie pour récupérer. Il faut le respecter. Ne pas hésiter à faire la sieste, accepter de faire les choses plus lentement, prendre le temps de respirer. Demander de l'aide, recourir aux services d'une assistante sociale. Il convient d'inventer une vie adaptée à notre état. »

Prévenir est mieux que guérir

« Je veux mener une vie qui me permettra d'éviter une récidive de la maladie », déclare Valérie. C'est la préoccupation principale de toutes les femmes ayant été soignées pour un cancer du sein. Or, nous l'avons vu au début de ce livre, le cancer est une maladie dont l'origine est multifactorielle. C'est la réunion d'un ensemble de causes qui aboutit au déséquilibre permettant le déclenchement de la maladie. Certaines de ces causes – des prédispositions génétiques ou des facteurs environnementaux, par exemple – échappent à notre contrôle. En revanche, il est possible d'interférer à d'autres niveaux. « D'une manière générale, il faut empêcher l'augmentation du taux des œstrogènes », explique Christina, la cancérologue. Finie, donc, la prise de pilules contraceptives ou les traitements hormonaux de substitution de l'après-ménopause. Finie, aussi, une alimentation trop riche en graisses dont on sait qu'elle accroît le taux sanguin des œstrogènes. Par contre, l'apport d'acide gras polyinsaturés type oméga-3 ou d'acide a-linolénique en association avec la vitamine E aurait un effet protecteur. En fait, il existe une multitude d'études à propos de l'influence alimentaire sur le cancer du sein et de nombreux régimes ont été proposés. Cependant, certains sont parfois contradictoires. « Ce n'est pas une raison pour négliger le rôle de l'alimentation dans les récidives du cancer, observe Christina. Il est évident que certains principes de bon sens devraient être respectés. » Ainsi, on peut recommander une nourriture saine et équilibrée à base de fruits et de légumes frais (parmi lesquelles les crucifères – brocolis, choux, choux rouges crus et choux de Bruxelles –, l'ail, les épinards et l'oseille semblent particulièrement efficaces pour prévenir le cancer) ainsi que des céréales cultivées sans pesticides ni engrais chimiques, avec peu de viande afin de réduire l'apport de graisses animales (les viandes blanches et la volaille étant à préférer aux viandes rouges), et plus de poisson. Une cuisson à la vapeur douce permet de préserver les vitamines et les cuissons à température modérée (90-100 °C) ou au bain-marie sont préférables aux cuissons fortes ou au bouillon. Par ailleurs, le rôle protecteur des isoflavones (phyto-œstrogènes) contenues dans le soja est de plus en plus contesté. En effet, selon plusieurs études, la consommation de grandes quantités de soja diminuerait le risque de cancer du sein de manière significative[5]. Néanmoins, il a été observé chez la souris qu'une alimentation riche en soja stimule la croissance des tumeurs hormonodépendantes, et deux études indiquent que la consommation accrue de soja peut causer une stimulation œstrogénique des seins chez les femmes préménopausées[6]. De plus, il semble que les isoflavones contenues dans le soja peuvent contrecarrer les effets inhibiteurs du tamoxifène prescrit en prévention des récidives[7]. « La prudence s'impose donc ! conclut Christina qui s'intéresse particulièrement à ces questions. À ce jour, il semble qu'il faille décourager la consommation accrue de soja chez les femmes ayant eu une tumeur du sein. En particulier si l'analyse de leur tumeur révèle la présence de récepteurs œstrogéniques. »

« En plus de s'alimenter correctement, il faut veiller à faire de l'exercice physique », insiste Claire, la radiothérapeute. On sait depuis longtemps que la sédentarité est l'une des causes intervenant dans le déclenchement du cancer du sein[8]. Et plusieurs études ont montré que le fait d'avoir une activité physique régulière réduit de 30 à 40 % le risque de développer la maladie[9]. Mais le plus extraordinaire, c'est que l'exercice physique semble empêcher les récidives après traitement du cancer. C'est en tout cas ce qu'indiquent les résultats d'une étude publiée en 2005 par des chercheurs de Harvard : on a constaté une baisse du risque de mortalité de 50 % chez les femmes atteintes d'un cancer du sein qui maintenaient une activité physique régulière consistant en un minimum de trois à cinq heures de marche par semaine par rapport à celles qui ne pratiquaient aucune activité physique[10]. « Ce n'est pas énorme », commente Nelly. Et pourtant, beaucoup de femmes bougent moins que cela. Une promenade quotidienne pourrait suffire. Ou bien, nager régulièrement, se déplacer à vélo, ou tout simplement danser, chez soi, en rangeant son appartement… « Tout est bon, pourvu que l'on bouge suffisamment », conclut Delphine. L'explication la plus probable à cet effet préventif de l'exercice physique est qu'il fait baisser les taux sanguins des œstrogènes, de l'insuline et d'autres facteurs de croissance impliqués dans la progression des cancers.

Bouger détend le corps et l'esprit. Bouger pourrait donc exercer un effet préventif sur la récidive des cancers par simple réduction du stress. Car, nous l'avons vu, il existe de bonnes raisons de penser que la tension psychique et physique intervient directement dans la genèse et la progression des tumeurs malignes. « Une alimentation équilibrée, de l'exercice et une gestion du stress sont les trois mesures que je recommande à mes patientes traitées pour un cancer du sein, explique Christina. Bien entendu, j'essaie de les suivre aussi pour moi-même. » Pratiquer une activité artistique, connaître la joie de créer, se réserver du temps pour assouvir un hobby ou une passion, s'inscrire à un cours de yoga, de tai-chi ou de qigong, apprendre la calligraphie, méditer, lire, s'obliger à prendre des moments de détente… « Et se tenir à ses bonnes résolutions, ajoute Florence. Car on a vite fait de s'oublier. Personnellement, j'ai dû m'astreindre à inscrire des plages horaires pour moi dans mon agenda. Après tout, je ne suis pas moins importante que n'importe lequel de mes enfants, de mes amis ou de mes clients. J'ai le droit d'avoir ces rendez-vous avec moi-même ! »

Changer de vie

« C'est fou ce que la maladie m'a transformée, constate Nelly. Dans les premiers mois après la fin du traitement, j'étais hypersensible. Au cinéma, j'étais émue et je pleurais pour un rien. Dans la vie de tous les jours, j'avais l'impression de capter les moindres tensions de mon entourage. Et, en même temps, j'éprouvais un grand détachement par rapport aux petits tracas du quotidien. Comparées à l'expérience que je venais de vivre, beaucoup de choses me paraissaient dérisoires. Les excitations de mon mari, les disputes de mes enfants et les bavardages mondains de mes amis, tout cela me paraissait très vain et futile. Je ne jugeais personne. Simplement, je posais un regard tendre sur l'agitation du monde. Je n'avais pas l'impression d'en faire partie. J'étais en paix et c'était bon. Même si, parfois, je me sentais un peu isolée sur mon nuage. » Après leur traitement, beaucoup de femmes ressentent le « décalage » dont parle Nelly. Puis, un matin, elles se surprennent à ressentir de l'agacement ou de la colère. Époux, enfants et amis ne leur paraissent plus aussi gentils, charmants et attendrissants. Au contraire, ils les énervent prodigieusement. « J'ai compris que c'était plutôt bon signe, avoue Sandrine. Il était temps que je réintègre ma vie. Mes sautes d'humeur étaient la preuve que j'étais à nouveau en contact avec la réalité. La rassurante banalité, devrais-je dire ! »

« Tandis que je me laissais à nouveau emporter par le flot de la vie, je commençais à moins m'angoisser à propos de ma santé, raconte Sandrine. Je n'avais plus besoin d'être constamment rassurée par des analyses et des visites chez mon médecin. » « Finalement, je me suis rendu compte que des examens de contrôle trop rapprochés provoquaient chez moi un stress inutile », ajoute Vinciane. « Après quelques mois, la maladie n'était plus au centre de mes préoccupations. Des tas d'autres choses distrayaient mon attention et c'était tant mieux », conclut Marie-Laure.

« Évidemment, une fois redescendue sur terre, il faut y reprendre sa place, constate Nelly. Et cela n'est pas toujours aisé. À la maison, tout d'abord, il m'a fallu composer avec mon conjoint, car il avait pris l'habitude d'organiser la vie de la famille selon une vision différente de la mienne. Et puis j'ai dû réaffirmer mon autorité face à ma fille aînée qui, cherchant à me soulager, avait endossé mon habit de mère pour jouer le rôle qui me revenait de droit. Au travail, ensuite, j'ai découvert que personne n'était irremplaçable… » Face à ces difficultés, de nombreuses patientes s'interrogent ; souhaitent-elles réellement revivre « comme avant » ? La plupart d'entre elles ont pris conscience qu'elles n'étaient pas forcément là où elles avaient rêvé d'être. « Le cancer, le fait de devoir se rappeler que l'on est mortelle et que, jusqu'à preuve du contraire, on n'a qu'une seule vie…, tout cela m'a mise face au mal-être dans lequel je m'embourbais depuis des années », raconte Léa. « Je réalise à quel point j'étais loin de moi-même. Je ne vivais pas en accord avec celle que j'étais vraiment tout au fond de moi. Du coup, j'étais privée de ma vitalité, de ma créativité et de mon enthousiasme. Comme si mon manque de vie préparait une place pour la mort », confie Rebecca. Nous l'avons vu en commençant cet ouvrage : le cancer est une maladie éminemment vivante. On pourrait donc aussi dire que le manque de vie qui caractérise l'existence de certaines femmes laisse le champ libre aux cellules malignes qui regorgent de vitalité. « Ainsi, que le stress psychologique ou la dépression dont se plaignent beaucoup de femmes atteintes d'un cancer du sein soit l'une des causes de leur maladie ou que le cancer leur offre simplement l'occasion d'exprimer un mal-être dont souffrent un grand nombre de gens, peu importe l'hypothèse que l'on privilégie, il paraît évident que cette aventure pose une question essentielle à toutes les femmes et à la société dans laquelle elles vivent », conclut Ségolène.

« J'ai compris que je n'y échapperais pas, dit Nelly. La réponse que tout être humain doit, tôt ou tard, apporter à lui-même, ma maladie et, surtout, ma guérison m'ont obligée à la trouver *en moi*, sans tarder. Qui voulais-je être ? Quel projet avais-je pour moi-même ? Épouse ? Amante ? Mère ? Professionnelle compétente ? Séductrice ? Dominatrice ? Soumise ? De nos jours, dans nos pays démocratiques, nous avons la liberté de choisir. À moins que ce choix soit une illusion et que nous devions être tout cela à la fois. Personne ne peut être tout à la fois. Il paraît donc urgent de revenir à soi ! Surtout lorsque l'on prend conscience du caractère fragile et éphémère de sa vie. »

« Faut-il changer les circonstances de notre existence ? Ou bien est-il possible de vivre en exprimant des facettes inexplorées de notre personnalité, au sein de notre environnement habituel, en exerçant le métier que nous avons toujours exercé et en côtoyant les personnes que nous avons toujours côtoyées ? » s'interroge Ségolène. Toutes les options sont possibles. « Et on n'est pas obligée de devenir psychothérapeute pour s'en sortir », précise Ségolène, elle-même, rappelons-le, psychothérapeute depuis vingt ans. On peut choisir de poursuivre son existence sans rien y changer d'important si ce n'est la manière de la considérer et de la vivre. « Ce n'est pas ce que l'on fait qui compte. C'est la manière dont on le fait », rappelle Delphine. On peut aussi décider, après mûre réflexion, de réaliser un vieux rêve que l'on avait oublié, que l'on croyait impossible à accomplir ou que l'on ne s'était jamais permis d'imaginer comme une réalité. « Être cohérente par rapport à soi, c'est cela l'essentiel », conclut Delphine. Il convient donc de découvrir chaque jour un peu plus de soi-même. Nous vivons alors toujours un peu plus en accord avec qui nous sommes vraiment. « La bonne humeur que cela nous procure mobilise tellement de vie en nous, constate Rebecca. Tout nous paraît possible. La négativité fait place à la positivité et nous avançons sans trop de peur vers l'inconnu. » « La vie est mouvement, fluidité et changement permanent, constate Léa. Nous aurons tout le temps de rester figées dans la mort. En attendant : en route pour de nouvelles aventures ! »

Un danger peut être une chance

La vie après le cancer est toujours une nouvelle aventure. La force, la confiance et la détermination gagnées au cours de l'épreuve du traitement permettent parfois de déplacer des montagnes. « Mon cancer aura au moins servi à cela », constate Nelly qui a réduit ses activités professionnelles pour s'inscrire dans une académie de peinture. « Ce n'est pas si mal », commente Liliane, encore indécise quant à la reprise de son commerce. « C'est énorme ! » répond Nelly.

Léa a quitté son mari et vit, aujourd'hui, heureuse avec un autre homme. Louise a fini par abandonner l'enseignement pour se former à la psychothérapie. Élisabeth n'a pas revendu son entreprise. Au contraire, elle s'y est investie avec encore plus de passion et, en même temps, davantage de recul. Sandrine aussi a pris du recul dans son métier : « J'ai réalisé que je ne pouvais pas porter tous les malheurs des patients sur mes épaules », dit-elle. Certains lui reprochent d'être devenue « trop dure » face à la souffrance. « Je ne suis pas insensible, au contraire. Mais je suis plus juste car je montre aux gens qu'ils ont des solutions en eux pour répondre à leurs difficultés», rétorque-t-elle. Claire est restée radiothérapeute, cependant elle estime que son métier est, à présent, plus gratifiant. «Je l'exerce avec plus d'humanité, avoue-t-elle. Les relations avec mes patients et mes collègues sont plus profondes et plus chaleureuses. Le matin, je me réveille joyeuse. Je suis contente de me rendre à l'hôpital car je sais que j'y accomplis un travail qui correspond à ce que j'ai dans le cœur.» Christina est toujours cancérologue mais, depuis sa maladie, elle travaille en collaboration avec différents thérapeutes alternatifs et complémentaires. Latifa a décidé de concentrer toute son énergie dans la reconstruction de son sein. «D'abord la chirurgie réparatrice, dit-elle. Après on verra!» Abandonnée par son mari, Vinciane a profité de sa nouvelle liberté pour réaliser un rêve d'adolescence: elle voyage en Afrique pour y photographier les femmes de ce continent oublié. «C'est ma façon de témoigner et de faire prendre conscience de la relativité de nos maux», dit-elle. Ses reportages sont aujourd'hui publiés dans de grandes revues internationales. Florence revoit ses parents, «avec plaisir», affirme-t-elle. Elle s'est libérée de leur emprise et, du coup, elle s'est autorisé la reprise d'une formation abandonnée lorsqu'elle avait vingt ans: elle veut devenir restauratrice de tableaux anciens. Évelyne s'occupe beaucoup de ses petits-enfants «mais d'une tout autre manière», assure-t-elle. Avant, elle n'osait jamais refuser à sa fille de garder ses enfants. «À présent, je sais dire non, explique-t-elle. Je n'ai plus vingt ans! Il y a un temps et un âge pour chaque chose. J'ai décidé de continuer à aider ma fille mais dans la limite de mes possibilités. De plus, je ne veux pas être une grand-mère qui ne sert qu'à aller chercher ses petits-enfants à l'école, surveiller leurs devoirs et leur donner le bain en attendant le retour de leurs parents. Je veux aussi m'amuser avec eux. Car la vie c'est également du plaisir ! » Comme Évelyne, Marie-Claude a gagné de l'assurance. « De ce fait, mes attentes sexuelles se sont transformées, confie-t-elle. Au début, mon compagnon était un peu déboussolé. Heureusement, nous avons toujours beaucoup parlé tous les deux. Il a fini par comprendre la femme que je suis devenue. Je devrais plutôt dire la femme que j'ai toujours été et que je ne laissais pas s'exprimer. » À force de parler avec son époux, Rebecca a réussi à lui faire accepter sa décision de ne plus travailler sur les marchés. Aujourd'hui, elle est professeur de tai-chi.

Parler à l'autre est indispensable. « Il faut le tenir au courant de notre évolution, explique Ségolène. Sinon comment pouvons-nous espérer qu'il nous comprenne ? Comment pouvons-nous croire qu'il pourra nous suivre dans notre "nouvelle aventure" ? » Souvent, j'entends des patientes m'affirmer que « les autres ne comprendront pas », qu'« ils n'accepteront pas », qu'« ils ne changeront pas ». Une fois encore, la négativité de ces affirmations cache de la peur. Il serait tellement plus juste d'avouer que l'on craint de ne pas être comprise, que l'on redoute que notre transformation ne soit pas acceptée et que l'on espère tant que l'autre s'adapte à notre nouvelle façon de voir la vie. Ne pas communiquer ses peurs et ses espoirs à l'autre, c'est lui refuser la chance de nous surprendre.

« En montrant à quel point j'avais changé, j'ai offert la possibilité à mon mari de s'interroger sur lui-même et, au bout du compte, de changer, lui aussi. » Ainsi, en expliquant à son mari qu'elle ne voulait plus porter les autres et qu'elle avait l'intention de s'occuper davantage de sa propre vie, Élisabeth avait réveillé chez lui l'envie de jouer un rôle plus important dans la vie de leur famille. « Évidemment, il faut apprendre à bien communiquer. La méthode “non violente” de Marshall Rosenberg nous a beaucoup aidés[11] », précise-t-elle. Le chemin est parfois long tant le décalage entre les partenaires est important. « Mais, il vaut la peine d'être parcouru », affirme Rebecca.

« Je vais peut-être heurter certaines femmes aux prises avec leur cancer, dit Vinciane. Néanmoins, avec le recul, je considère que cette maladie a été une grande chance dans ma vie ! » Ce genre d'affirmation, je l'ai entendue très souvent au cours de mes consultations. « Il faut oser le dire, même aux personnes malades, déclare Catherine, aujourd'hui guérie d'un cancer des deux seins. Car, lorsque l'on est au fond du trou, noyée dans sa chimiothérapie, submergée par l'angoisse du lendemain, il est important de trouver un sens à tout cela. » Ce sens dont parle Catherine est peut-être l'élément le plus fondamental de toute expérience humaine. Même lorsque la maladie remporte la bataille. « Ne soyez pas déçu, me dit Cécile, quelques jours avant de mourir. Comme vous, j'espérais que mon corps soit débarrassé de cette merde. Ce n'est pas le cas. Mais, finalement, quelque chose de beaucoup plus important s'est guéri en moi. J'ai le sentiment d'avoir guéri ma vie. N'est-ce pas l'essentiel ? Je suis en paix. Et, je suis contente. » Parfois, certains patients se révèlent être des maîtres de sagesse pour les médecins qui les soignent.

La sagesse millénaire de la Chine a engendré une pensée dont l'écriture traduit une profonde compréhension des subtilités de la vie. Ainsi, en chinois, le mot « crise » s'écrit à l'aide d'un idéogramme composé de deux éléments. L'un signifie le danger. L'autre veut dire la chance ou l'opportunité. « Existe-t-il une crise plus importante qu'une maladie comme le cancer ? » interroge Christina. « En effet, la présence de cellules potentiellement dangereuses dans notre corps, ébranle non seulement la stabilité de notre organisme, mais aussi les certitudes de notre psychisme », répond Ségolène. Confrontés à cette crise majeure, beaucoup de gens ont tendance à n'en considérer que les aspects négatifs. Ils redoutent donc le danger. Quelques-uns acceptent d'en envisager les perspectives positives. Ceux-là sont capables d'espérer et ils utilisent leur épreuve comme une source de croissance personnelle, une opportunité de faire évoluer leur vision du monde, une chance de réaliser le meilleur d'eux-mêmes. Ils connaissent alors le sentiment d'avoir réussi leur vie. Car, comme Cécile a tenté de me le faire comprendre, réussir sa vie c'est, assurément, la guérir.

Notes

FACE À LA MALADIE

1. Saglier J., *La Femme et le cancer du sein*, Paris, Odile Jacob, 2005.

2. Gernez A., *Le Cancer*, Paris, Presses de la Cité, 1972.

3. Rosenkranz M.A., Jackson D.C., Dalton K.M., Dolski I., Ryff C.D., Singer B.H., Muller D., Kalin N.H., Davidson R.J., « Affective style and in vivo immune response : neurobehavioral mechanisms », *Proceedings of the National Academy of Sciences*, 2003, 100, p. 11148-11152.

— Berk L.S., Felten D.L., Tan S.A., Bittman B.B., Westengard J., « Modulation of neuroimmune parameters during the eustress of humor-associated mirthful laughter », *Alternative Therapies*, 2001, 7, p. 62-76.

4. *Cancer Incidence in Five Continent (vol. 7)*, Centre international de recherche sur le cancer (CIRC), 1997.

5. Million Women Study Collaborators, « Breast cancer and hormone replacement therapy in the million women study », *Lancet*, 2003, 362, p. 419-427.

6. Gould R.L., Lynch H.T., Smith R.A., McCrathy J.-F., *Cancer and Genetics. Answering Your Patients Questions*, The American Cancer Society, 1997.

7. Baghurst K.I., Baghurst P.A., Record S.J., « Public perceptions of the role of dietary and other environmental factors in cancer causation or prevention », *Journal of Epidemiology and Community Health*, 1992, 46, p. 120-126.

8. Chen C.C., David A.S., Nunnerley H., Michell M., Dawson J.-L., Berry H., Dobbs J., Fahy T., « Adverse life events and breast cancer : case-control study », *British Medical Journal*, 1995, 311, p. 1527-1530.

— Lillberg K., Verkasalo P.K., Kaprio J., Teppo L., Helenius H., Koskenvuo M., « Stressful life events and risk of breast cancer in 10,808 women : a cohort study », *American Journal of Epidemiology*, 2003, 157, p. 415-423.

9. Protheroe D., Turvey K., Horgan K., Benson E., Bowers D., House A., « Stressful life events and difficulties and onset of breast cancer : case-control-study », *British Medical Journal*, 1999, 319, p. 1027-1030.

— Schernhammer E.S., Hankinson S.E., Rosner B., Kroenke C.H., Willett W.C., Colditz G.A., Kawachi I., « Job stress and breast cancer risk », *American Journal of Epidemiology*, 2004, 160, p. 1079-1086.

— Schernhammer E.S., Colditz G.A., Kawachi I., Holmes M.D., « Careginving stress, steroid hormone levels, and breast cancer incidence », *American Journal of Epidemiology*, 2004, 159, p. 1019-1027.

10. Fenwick P., « Psychoneuroimmunology : the mind-brain connection », *in* Perters D. (éd.) *Understanding the Placebo Effect in Complementary Medicine*, Édimbourg, Churchill Livingstone, 2001.

11. Perrin L., *Le Psychisme, le stress et l'immunité. La santé est en nous*, Paris, Odile Jacob, 2003.

— Zonderman A.B., Costa P.T., McCrae R.R., « Depression as a risk for cancer morbidity and mortality in a nationally representative sample », *Journal of the American Medical Association*, 1989, 262, p. 1191-1195.

— Kaplan G.A., Reynolds P., « Depression and cancer mortality and morbidity prospective evidence from the Alameda County study », *Journal of Behavioral Medicine*, 1988, 11, p. 1-13.

— Hahn R.C., Petitti D.B., « Minnesota Multiphasic Personality Inventory-rated depression and the incidence of breast cancer », *Cancer*, 1988, 61, p. 845-848.

12. Tomei L.D., Kiecolt-Glaser J.K., Kennedy S.,

Glaser R., « Psychological stress and phorbol ester inhibition of radiation-induced apoptosis in human PBLs », *Psychiatry Research*, 1990, 33, p. 59-71.

— Kiecolt-Gaser J.K., Stephen R.E., Lipitz P.D., Speicher C.E., Glaser R., « Distress and DNA repair in human lymphocytes », *Journal of Behavioral Medicine*, 1985, 8, p. 311-320.

— Glaser R., Thorn B.E., Tarr K.L., Kiecolt-Glaser J.K., D'Ambrosio S.M., « Effects of stress on methyltransferase synthesis : an important DNA repair enzyme », *Health Psychology*, 1985, 4, p. 403-412.

13. Epel E.S., Blackburn E.H., Lin J., Dhabhar F.S., Adler N.E., Morrow J.D., Cawthon R.M., « Accelerated telomere shortening in response to life stress », *Proceedings of the National Academy of Sciences*, 2004, 101, p. 17312-17315.

14. Kiecolt-Glaser J.K., Glaser R., « Psychoneuroimmunology and immunotoxicology : implications for carcinogenesis », *Psychosomatic Medicine*, 1999, 61, p. 271-272.

15. Jung W., Irwin M., « Reduction of natural killer cytotoxic activity in major depression : interaction between depression and cigarette smoking », *Psychosomatic Medicine*, 1999, 61, p. 263-270.

16. Visintainer M., Volpicelli J., Seligman M., « Tumor rejection in rats after inescapable or escapable shock », *Science*, 1982, 216, p. 437-439.

17. *Science*, 1983, 221, p. 568-570.

18. Hamer R.G., *Fondement de la médecine nouvelle*, Chambéry, ASAC, 1993.

19. Dransart Ph., *La maladie cherche à me guérir*, Grenoble, Le Mercure dauphinois, 1999.

— Flèche Ch., *Mon corps pour me guérir : décodage psychobiologique des maladies*, Barret-le-Bas, Le Souffle d'or, 2000.

— Sellam S., *Origines et prévention des maladies*, Aubagne, Quintessence, 2000.

20. Hirshberg C., Barasch M.I., *Guérisons remarquables*, Paris, Robert Laffont, 1996.

21. Cole S.W., Kemeny M.E., Taylor B.R. *et al.*, « Acce-

lerated course of human immunodeficiency virus infection in gay men who conceal their homosexual identity », *Psychosomatic Medicine*, 1996, 58, p. 219-231.

FACE AUX AUTRES

1. Ortmeyer C.F., « Variations in mortality, morbidity, and health care by marital status », *in* Erhardt L.L., Beln J.E. (éds), *Mortality and Morbidity in the United States*, Cambridge, Harvard University Press, 1974, p. 159-184.

— Ernster V.L., Sacks S.T., Selvin S., *et al.*, « Cancer incidence by marital status », *Journal of the National Cancer Institute*, 1979, 63, p. 567-585.

2. Goodwin J.S., Hunt W.C., Key C.R., Samet J.M., « The effetct of marital status on stage, treatment, and survival of cancer patients », *Journal of the American Medical Association*, 1987, 31, p. 25-30.

3. Kiecolt-Glaser J.K., Fisher L., Ogrocki P., Sout J., Speicher C., Glaser R., « Marital quality, marital disruption, and immune function », *Psychosomatic Medicine*, 1987, 49, p. 13-53.

4. Kiecolt-Glaser J.K., Glaser R., Cacioppo J.T., Malarkey W.B., « Marital stress : immunologic, neuroendocrine and autonomic correlates », *Annals of the New York Academy of Sciences*, 1998, 840, p. 656-663.

5. Les principes de la communication non violente sont exposés dans le livre de Marshall Rosenberg : *Les mots sont des fenêtres (ou bien ce sont des murs)*, Paris, La Découverte, 1999.

6. Vedhara K., Cox N.H.M., Wilcock G.K., *et al*, « Chronic stress in elderly carers of dementia patients and antibody response to influenza vaccination », *Lancet*, 1999, 353, p. 627-631.

— Kiecolt-Glaser J.K., Preacher K.J., MacCallum R.C., Atkinson C., Malarkey W.B., Glaser R., « Chronic stress and age-related increases in the proinflammatory cytokine IL-6 »,

Proceedings of the National Academy of Sciences, 2003, 100, p. 9090-9095.

— Kiecolt-Glaser J., Marucha P.T., Malarkey W.B., Mercadio A.M., Glaser R., « Slowing of wound healing by psychological stress », *Lancet*, 1995, 346, p. 1194-1196.

FACE À LA MÉDECINE

1. Rosenkranz M.A., Jackson D.C., Dalton K.M., Dolski I., Ryff C.D., Singer B.H., Muller D., Kalin N.H., Davidson R.J., « Affective style and in vivo immune response : neurobehavioral mechanisms », *Proceedings of the National Academy of Sciences*, 2003, 100, p. 11148-11152.

— Meador K.J., Lecuona J.M., Helman S.W., Loring D.W., « Differential immunologic effects of language-dominant and non-dominant cerebral resections », *Neurology*, 1999, 53, p. 1183-1187.

— Clerici M., Shearer G.M., « The Th1-Th2 hypothesis of HIV infection : new insights », *Immunology Today*, 1994, 15, p. 575-581.

— Gruzelier J., Burgess A., Baldewig T., *et al.*, « Prospective associations between lateralised brain function and immune status in HIV infection : analysis of EEG, cognition and mood over 30 months », *International Journal of Psychophysiology*, 1996, 23, p. 215-224.

2. Kienle G.S., Kiene H., « A critical reanalysis of the concept magnitude and existence of placebo effects », *in* Peters D. (éd.), *Understanding the Placebo Effect in Complementary Medicine*. Édimbourg, Churchill Livingstone, 2001.

3. Amanzio M., Pollo A., Maggi G., Benedetti F., « Response variability to analgesics : a role for non-specific activation of endogenous opioids », *Pain*, 2001, 90, p. 205-215.

— Petrovic P., Kalso E., Petersson K.M., Ingvar M., « Placebo and opioid analgesia – Imaging a shared neuronal network », *Science*, 2002, 295, p. 1737-1740.

— Wager T.D., Rilling J.K., Smith E.E., Sokolik A.S.,

Casey K.L., Davidson R.J., Kosslyn S.M., Rose R.M., Cohen J.D., « Placebo-induced changes in fMRI in the anticipation and experience of pain », *Science*, 2004, 303, p. 1162-1166.

— Arstein P., « The placebo effect », *in* Leskowitz E. (éd.), *Complementary and Alternative Medicine in Rehabilitation*, New York, Churchill Livingstone, 2003.

4. Janssen T., *La Solution intérieure. Vers une nouvelle médecine du corps et de l'esprit*, Paris, Fayard, 2006, p. 39-40.

5. Field T., *Touch*, Cambridge, Massachusetts, MIT Press, 2001 (traduction française : *Les Bienfaits du toucher*, Paris, Payot, 2003).

6. Triplett J., Arneson S., « The use of verbal and tactile comfort to alleviate distress in young hospitalized children », *Research in Nursing and Health*, 1979, 2, p. 22.

— Penny KS., « Postpartum perceptions of touch received during labor », *Research in Nursing and Health* 1979, 2, p. 9-16.

7. Visintainer M., Volpicelli J., Seligman M., « Tumor rejection in rats after inescapable or escapable shock », *Science*, 1982, 216, p. 437-439.

— *Science*, 1983, 221, p. 568-570.

8. Eisenberg D.M., Davis R.B., Ettner S.J., *et al.*, « Trends in alternative medicine use in the United States, 1990-1997 : results of a follow-up national survey », *Journal of the American Medical Association*, 1998, 280, p. 1569-1575.

— Kamohara S., in *Alternative Medicine*, Tokyo, Tyuou Kouron Shinsha, 2002, 1re éd., p. 30-35.

9. Mundy E.A., DuHamel K.N., Montgomery G.H., « The efficacy of behavioural interventions for cancer treatment-related side effects », *Seminars in Clinical Neuropsychiatry*, 2003, 8, p. 253-275.

10. Bakke A.C., Purtzer M.Z., Newton P., « The effect of hypnotic-guided imagery on psychological well-being and immune function in patients with prior breast cancer », *Journal of Psychosomatic Research*, 2002, 53, p. 1131-1137.

11. Martin I., « Human electroencephalographic (EEG) response to olfactory stimulation : to experiments using the

aroma of food », *International Journal of Psychophysiology*, 1998, 30, p. 287-302.

— Clow A., « Behavioural conditioning of immune system », *in* Peters D. (éd.), *Understanding the Placebo Effect in Complementary Medicine*, Édimbourg, Churchill Livingstone, 2001.

12. Schagen S.B., Van Dam F.S., Muller M.J., *et al.*, « Cognitive deficits after postoperative adjuvant chemotherapy for breast carcinoma », *Cancer*, 1999, 85, p. 640-650.

— Tang W., Eisenbrand G., *Chinese Drugs of Plant Origin : Chemistry, Pharmacology and Use in Traditional and Modern Medicine*, Berlin, Springer-Verlag, 1992, p. 555-565.

13. Cohen I., « Chinese medicine and breast cancer », *in* Tagliaferri M., Cohen I., Tripathy D (éds), *Breast Cancer Beyond Convention*, New York, Atria Books, 2002, p. 62.

14. Dundee J.W., Yang J., McMillan C., « Non-invasive stimulation of P6 (Neiguan) antemetic acupuncture point in cancer chemotherapy », *Journal of the Royal Society of Medicine*, 1991, 84, p. 210-212.

— Lewith G.T., Vincent C., « On the evaluation of the clinical effects of acupuncture : a problem reassessed and a framework for future research », *Journal of Alternative and Complementary Medicine*, 1996, 2, p. 79-90.

15. Yoo S.S., Teh E.K., Blinder R.A., Jolesz F.A., « Modulation of cerebellar activities by acupuncture stimulation : evidence from fMRI study », *Neuroimage*, 2004, 22, p. 932-940.

16. Janssen T., *La Solution intérieure. Vers une nouvelle médecine du corps et de l'esprit*, Paris, Fayard, 2006, p. 219-243.

FACE À SOI-MÊME

1. Goodwin P.J., Leszcz M., Ennis M., *et al.*, « The effect of group psychosocial support on survival in metastatic breast cancer », *New England Journal of Medicine*, 2001, 345, p. 1719-1726.

— Andersen B.L., Farrar W.B., *et al.*, « Psychological, behavioral, and immune changes after a psychological intervention : a clinical trial », *Journal of Clinical Oncology*, 2004, *22*, p. 3570-3580.

2. Berthoz S., Artiges E., Van de Moortele P.-F., Poline J.-B., Rouquette S., Consoli S. M., Martinot J.-L., « Effect of impared recognition and expression of emotions on frontocingulate cortices : an fMRI study of men with alexithymia », *American Journal of Psychiatry*, 2002, 159, p. 961-967.

3. Spiegel D., Bloom J.R., Kraemer H., Gottheil E., « Effect of psychosocial treatment on survival of patients with metastatic breast cancer », *Lancet*, 1989, 50, p. 681-689.

4. Fawzy F.I., Fawzy N.W., Hyun C.S., Elashoff R., Guthrie D., Fahey J.L., Morton D.L., « Malignant melanoma : effects of an early structured psychiatric intervention, coping, and affective state on recurrence and survival 6 years later », *Archives of General Psychiatry*, 1993, 50, p. 681-689.

5. Goodwin P.J., Leszcz M., Ennis M., *et al.*, « The effect of group psychosocial support on survival in metastatic breast cancer », *New England Journal of Medicine*, 2001, 345, p. 1719-1726.

6. Riley V., « Psychoneuroendocrine influence on immunocompetence and neoplasia », *Science*, 1981, 212, p. 110.

7. Andersen B.L., Farrar W.B., Golden-Kreutz D., *et al.*, « Stress and immune responses after surgical treatment for regional breast cancer », *Journal of the National Cancer Institute*, 1998, 90, p. 30-36.

— Andersen B.L., Farrar W.B., *et al.*, « Psychological, behavioral, and immune changes after a psychological intervention : a clinical trial », *Journal of Clinical Oncology*, 2004, 22, p. 3570-3580.

8. Pennebaker J.W., *Opening Up. The Healing Power of Confiding in Others*, New York, WM. Morrox & Co, 1990.

— Petrie K.J., Booth R.J., Pennebaker J.W., Davison K.P., Thomas M.G., « Disclosure of trauma and Immune response to hepatitis B vaccination program », *Journal of Consulting and Clinical Psychology*, 1995, 63, p. 787-792.

— Smyth J.M., Stone A.A., Hurwitz A., Kaell A., « Effects of writing about stressful experiences on symptom reduction in patients with asthma or rheumatoid arthritis. A randomized trial », *Journal of the American Medical Association*, 1999, 281, p. 1304-1309.

9. Spiegel D., « Healing words. Emotional expression and disease outcome », *Journal of the American Medical Association*, 1999, 281, p. 1328-1329.

10. Fredrickson B.L., « L'importance du bonheur », *in Cerveau et Psycho*, 6 (juin-août), 2004, p. 44.

— Fredrickson B.L., « The role of positive emotions in positive psychology : the broaden-and-buid theory of positive emotions », *American Psychologist*, 2001, 56, p. 218.

11. Kang D.H., Davidson R.J., Coe C., Wheeler R.E., Tomarken A.J., Ershler W.B., « Frontal brain asymmetry and immune function », *Behavioral Neuroscience*, 1991, 105, p. 860-869.

— Seligman M.E.P., *Authentic Happiness*, New York, The Free Press, Simon & Schuster, 2002.

— Davidson R.J., « Affective style, psychopathology, and resilience : brain mechanisms and plasticity », *American Psychologist*, 2000, 55, p. 1196-1214.

— Berk L.S., Felten D.L., Tan S.A., Bittman B.B., Westengard J., « Modulation of neuroimmune parameters during the eustress of humor-associated mirthful laughter », *Alternative Therapies*, 2001, 7, p. 62-76.

12. Cousins N., *Comment je me suis soigné par le rire*, Paris, Payot, 2003.

13. Field T., *Les Bienfaits du toucher*, Paris, Payot, 2003.

14. Hernandez-Reif M., Ironson G., Field T., *et al.*, « Breast cancer patients have improved immune functions following massage therapy », étude mentionnée dans l'article de Field T., « Massage Therapy », in « Complementary and Alternative Medicine », *The Medical Clinics of North America*, janvier 2002, 86(1), p. 163-171.

15. Janssen T., *La Solution intérieure. Vers une nouvelle médecine du corps et de l'esprit*, Paris, Fayard, 2006, p. 219-266.

FACE AU FUTUR

1. Lutz A., Greischar L.L., Rawlings N.B., Ricard M., Davidson R.J., « Long-term meditators self-induce high-amplitude gamma synchrony during mental practice », *Proceedings of the National Academy of Sciences*, 2004, 101, 16369-16373.

2. Davidson R.J., Kabat-Zinn J., Schumacher J., Rosenkranz M., *et al.*, « Alterations in brain and immune function produced by mindfulness meditation », *Psychosomatic Medicine*, 2003, 65, p. 564-570.

3. Janssen T., *La Solution intérieure. Vers une nouvelle médecine du corps et de l'esprit*, Paris, Fayard, 2006, p. 93-131.

4. Saglier J., *La Femme et le cancer du sein*, Paris, Odile Jacob, 2005, p. 198-200.

5. Trock B., Butler L.W, Clarke R., *et al.*, « Meta-analysis of soy intake and breast cancer risk. Abstract. », présenté au Third International Symposium on the Role of Soy in Preventing and Treating Chronic Disease, Washington, C.C., 31 octobre-3 novembre 1999.

— Lamartiniere C.A., « Protection against breast cancer with genistein : a component of soy », *American Journal of Clinical Nutrition*, 2000, 71 (supplement), p. 1705S-1707S.

— McMichael-Philipps D.F., *et al.*, « Effects of soy-protein supplementation on epithelial proliferation in the histologically normal human breast », *American Journal of Clinical Nutrition*, 1998, 68 (supplement), p. 1431S-1435S.

6. Petrakis N.L., Barnes S., King E.B., Lowenstein J. Wiencke J., Lee M.M., *et al.*, « Stimulatory influence of soy protein isolate on breast secretion in pre- and post-menopausal women », *Cancer Epidemiology Biomarkers and Prevention*, 1996, 5, p. 785-794.

— Hargreaves D.F., Potten C.S., Harding C., Shaw L.E., Morton M.S., Roberts S.A., *et al.*, « Two-week dietary soy supplementation has an estrogenic effect on normal premenopausal breast », *Journal of Clinical Endocrinology and Metabolism*, 1999, 84, p. 4017-4024.

— Allred C.D., Allred K.F., Ju Y.H., Virant S.M., Helferich W.G., « Soy diets containing varying amounts of genistein stimulate growth of estrogen-dependent (MCF-7) tumor in a dose-dependent manner », *Cancer Research*, 2001, 61, p. 5045-5050.

7. Ju Y.H., Doerge D.R., Allered K.F., Allered C.D., Helferich W.G., « Dietary genistein negates the inhibitory effects of tamoxifen on growth of estrogen-dependent human breast cancer », *Cancer Research*, 2002, 62, p. 2474-2477.

8. Mezzeti M., *et al.*, « Population attributable risk for breast cancer : diet, nutrition, and physical exercice », *Journal of the National Cancer Institute*, 1998, 90, p. 389-394.

9. Thune I., *et al.*, « Physical activity and risk of breast cancer », *New England Journal of Medicine*, 1997, 336, p. 1269-1275.

— McTiernan A., *et al.*, « Recreational physical activity and the risk of breast cancer in postmenopausal women : the Women's Health Initiative Cohort Study », *Journal of American Medical Association*, 2003, 290, p. 1331-1336.

— Verloop J., *et al.*, « Physical activity and breast cancer risk in women aged 20-54 years », *Journal of the National Cancer Institute*, 2000, 92, p. 128-135.

— Berstein L., *et al.*, « Physical exercice and reduced risk of breast cancer in young women », *Journal of the National Cancer Institute*, 1994, 86, p. 1403-1408.

10. Holmes M.D., Chen W.Y., Feskanich D., Kroenke C.H., Colditz G.A., « Physical activity and survival after breast cancer diagnosis », *Journal of the American Medical Association*, 2005, 293, p. 2479-2486.

11. Rosenberg M., *Les mots sont des fenêtres (ou bien ce sont des murs)*, Paris, La Découverte, 1999.

Bibliographie

ANCELIN SCHÜTZENBERGER, Anne, *Vouloir guérir. L'aide au malade atteint d'un cancer*, Paris, La Méridienne/Desclée de Brouwer, 2004.

BARBIER, Geneviève, FARRACHI, Armand, *La Société cancérigène*, Paris, La Martinière, 2004.

BELPOMME, Dominique, *Ces maladies créées par l'homme*, Paris, Albin Michel, 2004.

GEFFEN, Jeremy, *The Journey Through Cancer. An Oncologist's Seven-Level Program for Healing and Transforming the Whole Person*, New York, Crown Publishers, 2000.

GROS, Dominique, *Les Seins aux fleurs rouges*, Paris, Stock, 1994.

HONORÉ, Stéphanie, *Cancer du sein. L'annonce, le traitement, la rémission*, Paris, Le Seuil, 2005.

KHAYAT, David, *Les Chemins de l'espoir. Comprendre le cancer pour l'éviter et le vaincre*, Paris, Odile Jacob, 2003.

LE MINTIER, Astrid, *Mieux vivre une chimiothérapie. Soutien psychologique, conseils alimentaires, recettes de beauté...*, Paris, Flammarion, 2004.

MAILLARD-CHAULIN, Béatrice, *Journal d'un sein*, Paris, Pocket, 2004.

NOGARET, Jean-Marie, *Le Cancer du sein : un regard optimiste vers l'avenir*, Loverval, Labor & Fides, 2005.

ROSENBERG, Marshall, *Les mots sont des fenêtres (ou bien ce sont des murs)*, Paris, La Découverte, 1999.

ROIG, Catherine, *Une femme sur dix*, Paris, Plon, 2004.

SAGLIER, Jacques, *La Femme et le cancer du sein*, Paris, Odile Jacob, 2005.

SIEGEL, Bernie, *L'Amour, la médecine et les miracles*, Paris, J'ai Lu, 2001.

SIMONTON, Carl, MATTHEWS SIMONTON, Stephanie, CREIGHTON, James, *Guérir envers et contre tout*, Paris, Desclée de Brouwer, 1982.

TAGLIAFERRI, Mary, COHEN, Isaac, TRIPATHY, Debu (éds), *Breast Cancer Beyond Convention. The World's Foremost Authorities on Complementary and Alternative Medicine Offer Advice on Healing*, New York, Atria Books, 2002.

Informations et contact sur le site de l'auteur

www.thierryjanssen.com

Impression réalisée par

BUSSIÈRE

GROUPE CPI

à Saint-Amand-Montrond (Cher)
pour le compte des Éditions Robert Laffont
en septembre 2006

Cet ouvrage a été composé et mis en pages
par Interligne,
Liège (Belgique)

N° d'édition : 47288/01. – N° d'impression : 063177/4.
Dépôt légal : octobre 2006.

Imprimé en France